よく生き よく笑い
よき死と出会う

アルフォンス・デーケン

新潮社

よく生き　よく笑い　よき死と出会う◆目次

装幀・新潮社装幀室

よく生き　よく笑い　よき死と出会う

人生は旅、人間は旅人――まえがき

今日は、大勢の方が私の最終講義のためにいらっしゃってくださいまして、心から感謝いたします。

上智大学教授として、これが最後の授業になるということは、何かとても複雑な気持ちです。今、三十数年前の最初の講義の時の緊張感を思い出しています。学生が期待することと、私が提供できる授業との間には、ものすごく大きいギャップがあるのではないかと、とても心配でした。

でも、今日はそのギャップがもっともっと大きくなったように感じます。大変な緊張感です。相変わらず、自分は何もデーケン（笑）なのかな、と……。

最初の講義は、上智大学の必修科目、「人間学」で、テーマは「人間とは、何か」でした。その後、毎年毎年、現在に至るまで「人間学」を教えてきましたから、もう三十年以上に渡って、ずっと「人間」について考え続けてきたことになります。

その中で浮かび上がってきた「人間学」のイメージのひとつは、「旅する人間」というコンセプトです。

人間はそれぞれの人生の旅を歩みながら、より「人間」としての完成に近づいていくわけです。人間とは、いつも進歩し続ける存在で、永遠という大きなゴールに向かう巡礼者であると言ってもいいでしょう。

人間が、旅の途中で、ほかの旅人に出会うことは重要な体験です。私は日本語の「出会い」という言葉が、とても好きなのですが、それは「出会い」には、狭い自己の殻から出て、心を開いて相手に会うという意味があるからです。

出会いによって人間は成長する。出会う相手が偉大なる人格者であればあるほど、その出会いも深いものになるのです。

そして旅には、出会いのほかにもうひとつの大切な体験があります。それは転機、つまりターニングポイントです。

人生の旅は、ただ簡単に他人と同じ道をたどれば良いというものではありません。あるポイントでは、勇気を持って右あるいは左へと、生涯の転機をも選ばなければなりません。とても苦しい選択を迫られることもあります。

人間は、人生の旅で体験した出会いと、選択した転機によって大きく形作られていくのです。

私は、私自身の旅の途中で、このことを強く感じました。また教育者としても、数多くの例を実感したのです。

これから、私がたどった人生の旅と、その途中の大切な出会いと転機を紹介しながら、自分の哲学、自分の人生観、そして私のライフワーク「死生学」と「ユーモア」についてお話ししていきたいと思います……。

二〇〇三年一月二十五日、私はこんな風に、上智大学での「最終講義」を始めました。

思い起こせば、上智大学で初めて教鞭を取った、一九七〇年代の日本は、まだまだ「死」をタブー視していた時代でした。日本で、「死の哲学」を普及させる意欲に燃えていた私に、そのテーマでは学生が集まらないから、他の内容の講義に変えた方が良いと、親切な忠告をしてくれる同僚もいたほどです。

あれから三十年以上の歳月が流れ、そして、迎えた最終講義。

大学でもっとも広い十号館講堂が満員になるほど、大勢の方が聴講に来てくれました。上智大学の学生だけでなく、日本中のあちこちから、高校生や社会人、更には年配の方までが駆け付けてくれたのです。

会場の熱気に包まれて壇上に上がった私の胸の中は、さまざまな方との出会いに支えられたからこそ、無事に今日のこの日を迎えられたのだという深い感慨と感謝の念、そして自分の蒔いた種がようやく実りつつあるのだという満足感で一杯でした。

段々と緊張のほぐれてきた私は、自身の人生の旅について、次々と話しました。小さかった頃の妹の死や、子供時代の孤独な反ナチ活動の日々、戦争で受けた家族の大きな痛手、そして日本の小さな殉教者との出会いなど、私が「死の哲学」を志すきっかけとなった、いくつかの出来事についてです。

次に、「死とは何か、生とは何か」を考えるにあたって、多くのことを教えられた聖書やノヴァーリス、マックス・シェーラーの本について、そしてガブリエル・マルセル、キューブラー＝ロスといった、私の人生の師と呼べる人たちとの出会いについて話しました。

そして、自分自身のがん体験から学んだことや、私のもう一つのテーマ、ユーモアの研究についての話の途中で、残念ながら時間切れとなってしまいました。

最後は、秋田から駆けつけた妹のギターの伴奏で、私のトレード・マークのような歌「ユー・アー・マイ・サンシャイン」を、皆で合唱し、無事に最終講義を終えることができました。でも、それだけでは終わりませんでした。多くの新聞や雑誌にこの講義のことが取り上げられたので、記事を読んだ方々も大変興味を抱いてくださったのです。

日本に来て、多くのすばらしい出会いがありましたが、上智大学教授としての最後の講義で、これほどの反響があるとは思っていませんでした。

私としても、およそ九十分の講義時間ではすべてを言い尽すことなどできず、もっともっと話したいという心残りが大きかったのです。

　そこで、最終講義で語り尽くせなかったことを加えて、自分らしく「死」と出会うためにはどう生きれば良いのかという、私の「死生学」研究三十数年の集大成をやさしくまとめ、本書を出そうという運びになりました。

　今、私は、生まれ故郷のドイツで、新たな研究の日々に没頭しています。いずれ、何らかの形でこの成果を、日本の皆様のために活かしたいと、切望しております。

二〇〇三年　九月　ドイツにて　　　　アルフォンス・デーケン

第一章　私の「生と死」の原点――戦時下での子供時代

物心がついた時、すでに戦争のまっただ中でした。周りには、平和な今からは想像できないほど、多くの「死」、そしてぎりぎりの「生」が、あふれていました。「不条理な家族の死」、「命懸けの反ナチ活動」、「遠い日本での少年殉教者の話」など、忘れ得ぬ出来事がいくつもあり、私は子供心にも、「死」と良く向き合うためにはどうすべきなのか、常に考えるようになりました。

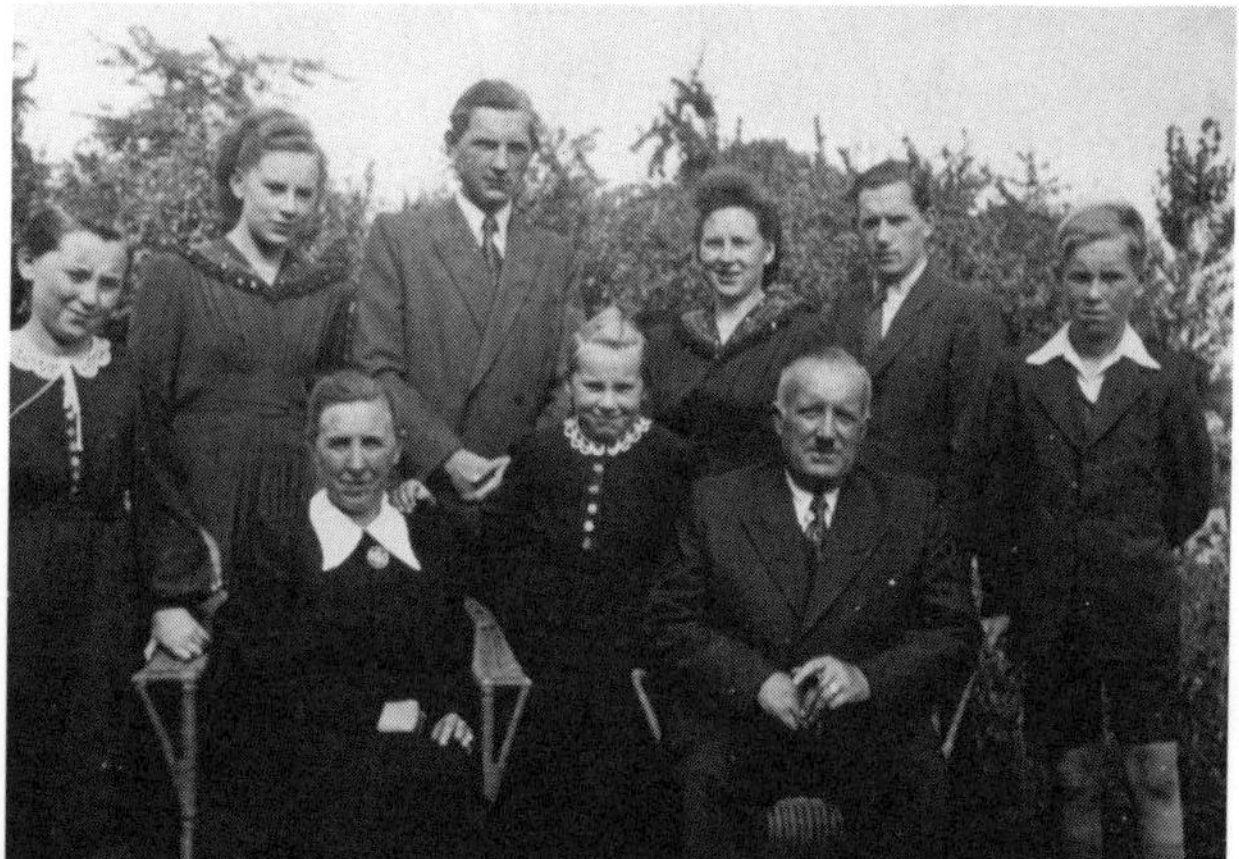

高校時代の家族写真　後列右から二人目が私　後列左から二人目は、妹のアグネーゼ（現・秋田市、聖霊女子短大教授）

◎家族から学んだこと

●自分の頭で考える

本書の手始めとして、波瀾万丈だった私の子供時代の話に、付き合っていただくことにしましょう。

と言うのも、幼少から少年時代にかけての祖国ドイツでの体験が、その後の私の人生、そして「死生学」、「ユーモア」というライフワークに、深く関わっていると確信できるからです。

それはまた、第二次世界大戦、ナチの支配下という混乱の時期でしたが、すばらしいことがあり、辛いこともあり、さまざまな出会いの中で、私の精神が育まれていったのです。

日本で生活するようになって四十四年、心も身体も言葉遣いも、今やすっかり日本人の私ですが、生まれ育ったのは音楽都市ブレーメンにほど近い北ドイツのエムステックという人口三千人ほどの町でした。どこまでも平坦な地形が続き、馬鈴薯畑や麦畑に囲まれた緑豊かな小さな町から、私の人生の旅は始まりました。

一九三二年、八月三日。私は八人兄弟の三番目、姉、兄に次いで生を授かりました。両親が敬虔なカトリック信者だったので、私たち兄弟は生まれるとすぐに幼児洗礼を受けました。洗礼名は、アルフォンスです。

一方、デーケンという苗字は、オランダ語では「大学の部長」という意味になります。普通の社会では、多くの人は長年の努力の末に部長になりますが、私の場合は幸運なことに生れながらにして部長でした。ただしいつまでたっても、大学の学長にはなれず、ずっと部長のままなのですが（笑）。

人生最初にして最大の出会いは、やはり父母との出会いでした。

家庭で育まれたものがいかに大きかったか――。こうして遠い昔を振り返るにつけ、強く実感いたします。

父、アロイス・デーケンは、不思議な人物でした。

中産階級の実業家でありながら、当時のドイツ国内の潮流に乗らず、ひそかに反ナチ運動という政治的な活動に携わっており、それと同時に、いつでもユーモアに満ちた家庭を作ることが出来たのです。真面目なことを、命がけで真剣にやった父は、シリアス過ぎる活動とのバランスを取るかのように、家庭は明るく笑いに満ちた雰囲気にしてくれたのです。

「人間は、笑うことのできる唯一の生物だ」

父はよく、子供たちにそう話してくれました。小学校に上がる前だった私は、ある日、本当にそうかなと疑問を持ち、家で飼っていた十二匹の猫を一列に並べて実験をしてみました。猫の目の前でいろいろと面白い顔や格好をして見せたのです。

でも、猫たちはクスリともしませんでした。退屈そうにあくびをして首を掻いている猫もいました。なるほど父の言うとおりだと、幼い私は大いに納得したものです。もっとも、全部ドイツの猫でしたから、普通のドイツ人と同じようにあまり頭が良くなくて、私の実験の目的を理解できなかったのかもしれませんね（笑）。

父は不動産業と農業の二つの仕事を持っていました。私たちはシャツの腕をまくって、よく農作業を手伝ったものです。畑からジャガイモを掘ったり、飼っていた牛や豚の世話をしたり、皆で汗を流して働くことが、幼い私にも、とても心地よく楽しかった記憶があります。

父が、将来の私のために大きな牧草地を買ってくれたことがありました。今の上智大学の敷地全てよりも大きなものでした。父の希望では、事業は長男に継がせ、次男の私には法律の勉強をさせて、将来は弁護士として一家をなしてほしいと考えていたようです。時々、父と二人でその土地を見に行っては、「どのあたりにマイホームを建てようか」などと、未来のことを話し合ったりしました。

息子のマイホームのことだけでなく、父は「次の世代のために、何かを残さなければいけない」という想いから、その土地に何百本ものポプラ、もみ、柏の苗木を植えました。もちろん私も、何か月もかけて、その手伝いをしました。木が大きくなる頃には、私たち兄弟や私の友人たちも、一人前になっているだろうという楽しみもあったのでしょう。

平日の夜や日曜の午後になると、父はよく私たちを「一緒に散歩しないか」と誘い出してくれました。ご存じのように、ドイツ人は散歩が大好きです。森の清々しい空気の中を歩きながら、私は父とたくさんの話をしました。姉が一緒の時もありましたし、弟と一緒の時もありました。三人いれば三人でいろいろなテーマを出し、自分の考え方や価値観を話し合いました。

父はとにかく聞き上手でした。私たちの話を、辛抱強く聞き、対話してくれたことこそ、私の貴重な宝物だったと思っています。戦争中の暗い時代だったにも関わらず、いや、そんな時代だったからこそ、どんなことでも家族みんなで話し合おう、そういう家庭の空気がありました。


現代の日本人の父親の多くは、とても忙しいということになっています。朝から晩まで仕事をし、夜遅くなって家に帰ってくるのでクタクタに疲れている、それで子供と話す時間が取れないという話を、よく聞きます。

ですが、私の父にしても、本業の他に反ナチ運動にも加わっていたくらいですから、決して暇だったというわけではありません。それでも、子供のために時間を割いてくれました。父が、話を聞いてくれるということが、私たち子供に、じゃあ自分の頭で一生懸命考えて話そうという刺激になったのです。

結局、父との散歩が、私の一生の仕事、「教育者」への道に大きな影響を与えてくれたのだと思っています。（父の望んだ仕事に就かなかったことは申し訳なかったのですが。）

教師にとって、もちろん講義の内容は大切ですが、それよりも私は、学生たちに自分で考える刺激を与えたいと思いました。哲学とは、学問的な内容を押しつけるものではなく、学ぶ人が自ら考えることが大事だからです。この姿勢は紛れもなく、父から学んだものでした。

また、ドイツの敗戦後、近隣諸国から引き揚げてきた難民が私たちの町へもやってきたことがありました。市長から、空襲被害の少なかった住宅は難民を受け入れるように要請があったのです。私たち兄弟は話し合い、でも見知らぬ人のために自分の部屋を貸すのは嫌だと率直な意見を言いました。すると父は、

「同じ人間同士、困っている時には温かい手を差し伸べよう。飢えている人には食べ物を分けてあげ、旅人には喜んで宿を貸すべきだよ」

と微笑みながらも、子供たちの提案に首を振ったのです。無条件の人間愛――これが父の一生を貫いたキリスト教的価値観の根本でした。私たちは、教会で手伝いをしたり、身寄りのない老人宅を訪問したり、家族でボランティア活動をした時の気持ちを思い出し、狭量だったと大いに反省しました。

父は「これをやりなさい、あれをやりなさい」と頭ごなしに説教をするタイプではなく、言

葉よりも行動によって、教育を実践した人でした。

●「生死」をかけても、やるべきこと

戦時下の父は、ドイツ人でいながら、反ナチ運動に身を投じました。文字通り、命がけの、危険きわまりない行動でした。

おそらく、何も知らない人が聞いたら、あんなにユーモアあふれた人が、何故そんな危ない橋を、と驚いたことでしょう。

父の反ナチ運動は、あくまでも信仰に基づく行為でした。

それが父の口癖でした。

「同じ人間同士が、人種差別をするのは愚かなことだ」

間違っていると思うことに対しては、周りがどう受け取ろうと、毅然と首を横に振ることのできる勇気の人だったのです。

確かにナチのイデオロギーは、神の教えに反することばかりでした。戦争を始めること、一つ一つの生命を尊重せず、特に弱者を排除しようとしたこと、個人の自由を認めないこと……。

当時、カトリック教会の中で、少しでも反ナチ的だと見られていて、信者に人望のあった神父のほとんどは、理由もなく逮捕され、ひそかに強制収容所へ送られていたのです。その数は、ドイツ全土で二千六百人を越えたと言います。

またナチは、安楽死法という新しい法律を作りました。これが施行されれば、身体障害者や精神障害者は、政府の命令の元に安楽死させることができるというものです。ナチにとって「役に立たない」人間は、全て排除すべき存在でした。

今の世の中ならば、誰もが怒りを感じることでしょう。しかしあの時代、公平さを旗印にしているはずのマスメディアでさえ、ナチのコントロール下にあり、とても批判などはできない状況だったのです。

しかしそんな時代でも、この稀代の悪法を、日曜日のミサの説教の中で厳しく批判した聖職者がいました。私の故郷の町からもそう遠くないミュンスターのカトリック教区のフォン・ガーレン司教です。

彼は大勢の会衆の前で、この法律はキリスト教精神に反すると、はっきり述べたのです。当然、ナチ上層部は激怒しましたが、彼は名前にフォンとつくように貴族階級の出身でしたから、彼を逮捕すれば、結束の固い貴族階級全部を敵に回すことになると考えたヒトラーは、この件をいっさい不問にしたのです。

その貴重な説教のテキストを、父は密かに、手に入れました。ドイツ国内で今何が行われようとしているのか、それを批判する文章を多くの人の目に触れさせることによって、この計画を中止させようと考えたのです。

その日から、家族全体を巻き込んだ、極秘の活動が始まりました。

当時、私は小学校の五年生くらいでした。まだコピー機などない時代ですから、私はその極秘のテキストを、父の指導の元で毎日何十通もタイプすることになりました。おぼつかない手つきでひたすらキイを叩き続けました。

やがて、私が四苦八苦して打ったテキストは、ロシア戦線にいるドイツ軍兵士のもとに、匿名で大量に送られました。

「我が国の政府はこんなひどいことをやっている。最前線で戦うあなたたちにも、是非この事実を知ってもらいたい」

そんなメッセージが、フォン・ガーレン司教の説教文と共に兵士たちに伝えられたのです。

この一連の反ナチ行為は、思いのほか効果的でした。

送り主不明の手紙が、ロシアで戦っている兵士たちに届いている——この事態に政府はすぐ気がつきました。兵士たちは、政府に批判的になって戦闘意欲をなくしてしまうのではないか——そう勘繰ったナチの政府は、安楽死のプロジェクトを一時的に取り止めたのです。

結果を聞いて、私たちはとても喜んだのですが、その反面、ものすごく危ないことをやっているということも実感していました。もし誰かに密告でもされたら、私の父はたちどころに逮捕されてしまいます。いつそんな状況が起こっても不思議でない、不安と恐怖に満ちた日々でもあったのです。

その頃は、強制収容所という言葉を聞いたことはありませんでした。ただ、隣人が「消え去る」ということは、人づてに聞いて知っていました。いろいろな人がある日突然逮捕されて、今はどこにいるのか分からないという現象です。

怖くてたまらなくなった私は、ある日、家族とのディスカッションの場で、この話を持ち出したのです。

すると父は、私たち子供に向かって、優しく言いました。

「確かに危ないことだけれど、これは人間の命、神の教えに関わることだ。国家が自ら、弱い人、無力な人を選んで殺していくなどということは、絶対に認めてはいけない。だから、私たちは生死をかけてでも、反対していかなければならない」

この時の父の言葉は、私にとって生涯とても印象深いものになりました。

この世には自分の「生死」をかけてでもやらなければならない大切な事がある――。こういうことは、学校ではなかなか教えてくれません。

人間の尊厳、特に弱い立場にある人をこそ、守らなければいけないということを、私は父の態度から学んだのです。

後でお話ししますが、実際私たち一家の活動は、危機の連続でした。それにもかかわらず、最後までやり抜くことが出来たのは、あの父の言葉があったからです。つくづくそう思います。

私がタイプを手伝ったフォン・ガーレン司教の説教は、現在、ドイツの高校の教科書に載っています。反ナチ運動の歴史的文章として、若い人たちの教育の中にしっかり継承されているのです。

●祈る母の姿

母の話もしましょう。

私は、母、パウラ・デーケンから、ふたつの大切なことを学びました。ひとつは、八人の子供を育てた愛情です。

母の苦労は大変なものでした。朝から晩まで、子供が病気をして寝込めば更に晩から朝まで、本当に寝る間もないくらいに働いていました。きっと、自分自身の時間など、一日に三十分も取れなかっただろうと思います。

しかし、そうした苦労を顔に出すようなことはなく、いつも優しく微笑んでいるような女性でした。

料理が上手で、ドラム缶を輪切りにしたような大きな鍋にジャガイモ、肉の塊、香草をたっぷり入れて半日煮込んだシチュー（大鍋料理＝アイントップフゲリヒト）が、子供たちは皆大好きでした。私の部屋は台所のすぐ隣だったので、秋の寒い夕暮れなどには美味しそうな匂いが漂ってきて心が躍ったものです。顎がだるくなるほど堅い故郷の黒パンに、とてもよく合うシチューでした。

夕食にはいつも家族全員が顔をそろえ、感謝の祈りを捧げた後、父が柔らかく煮えた肉を切り分けてくれました。木枯らしや吹雪の夜でも、家族で囲む大鍋料理の愉しさは、私たちを心の底から温めて元気づけてくれました。日本の鍋料理も郷土色豊かでたいへん美味しいものです。私は鍋から立ち上る湯気を見るたびに、あの食卓のことを思い出します。

一方、母はあまりおしゃべりではなく、私たちを厳しく躾けることもありませんでした。しかし何より、朝から晩まで子供のために頑張っているという存在自体が、私たちにとって大きな影響を及ぼしたと思うのです。

母はもちろん私たちを平等に愛してくれたのですが、私は特に母に愛されていると感じていました。ところが、後で他の兄弟たちに聞いてみたら、皆同じように「私が一番」と感じていたと言うのです。母の愛とは、そういうものなのかと、深く納得しました。

もうひとつ、母から学んだことは、祈りの大切さです。

私たちが住んでいたエムステックという町は、戦争中、連合軍の飛行機がベルリンへ空爆に向かう時の通り道でした。イギリスやアメリカの爆撃機の編隊が、頻繁に上空を横切り、一週間に三回くらいは、夜の寝入り端にけたたましい空襲警報のサイレンが鳴り響くのです。私たちは、いつも大慌てで防空壕に退避しました。

母は、皆が無事に避難したのを確認すると、ロザリオを出して祈り始めるのです。敬虔に祈る母の姿は、とても印象的でした。

頭上に爆音が響いている間は、私たちも一緒になって祈るのですが、やがて再び静寂がよみがえると、今度は安堵とともに眠気が襲ってきます。

幼かった私などは、すぐに眠ってしまいました。そして小一時間たって目覚めると、母は依然としてロザリオを手に祈りを続けているのです。そんな母の姿を見て、眠気が吹っ飛んでしまうほど、私は感動を覚えたものです。

日本には「困った時の神頼み」という諺がありますが、キリスト教の祈りの特徴は、日本の諺の発想などとは違って、何かが欲しいということより、まず感謝の祈りが一番先なのです。

みなが元気で健康であること、今日も一日無事に過ごせたこと、三度の食事が出来ること。そういうことに感謝して祈るのです。

二番目の祈りは、賛美の祈り。このすばらしい宇宙、自然の美しさを創造された神を賛美するということです。

三番目が願いの祈りです。家族の健康や安全への願いの祈りです。日本の祈りは、ほとんどがこの願いの祈りではないでしょうか。

祈りの真の意味、感謝することの大切さを、私は母から学びました。

自分の存在や健康を当たり前のこととして受けとめるのではなく、有り難いことと考えるのです。それを神に感謝することで、自分の親に対しても、もっと素直に感謝できるようになるのではないかと思います。

感謝の祈りを捧げることによって、いつも家庭の中にやさしく温かい雰囲気が広がっていたのだと、私は感じています。

母は、晩年も忙しく過ごしていました。近くに住む四人の子供の家を順番に回り、計十八人の孫の世話を焼くことを生きがいにしたのです。死ぬまで母、祖母としての役割を果たし抜いた人でした。

●いつでも十二分の一

両親だけでなく、七人の兄弟たちからも、私は多くのことを学びました。

大勢で一緒に遊んだり食事をしたりする時の賑やかさ、楽しさだけでなく、お互い同士の教育的影響が大きかったと思うのです。

日曜日になると、母はとても美味しいケーキを作ってくれました。しかしそのケーキをお腹いっぱい食べることはできません。子供たち八人と父母、祖父、メイドさんの十二人分に分けなければならないのです。円を十二等分すると、一ピースはずいぶんと鋭い二等辺三角形になってしまうのですね。

子供の頃から、どんな物でも、自分一人だけもらうことはなく、何でも十二人分に分けるということを体験して育ちました。

今の日本は少子化で、一人っ子が多いわけですね。一人っ子は、自分がいつでも家族の中心人物となることができます。ケーキを食べるにしても、場合によっては、お父さんが出張で居なかったり、帰りが遅かったり、あるいはお酒好きで甘いものが嫌いであれば、ほとんど子供が独占することになります。鋭い二等辺三角形ではなく、堂々たる丸いケーキをそっくり食べられるのです。

しかし、学校に入るとクラスの中で皆と協力してやっていかなければならない。それまでの環境とは、まったく異なるものになってしまうでしょう。協調したり協力したりする訓練を、いわば赤の他人と育んでいかなければいけない。本人の責任ではありませんが、これはなかなか大変なことなのです。教師として、よくわかります。

私はそういった協調や協力の仕方を、ごく小さな頃から自然に学んでいくことができました。それは大きな恵みだったと感じています。

今、一番上の姉はカトリックのシスターとして、インドネシアの西ティモールで働いています。彼女は国籍をドイツからインドネシアに変えました。インドネシア人として、ティモール島に骨を埋める覚悟です。

次の兄は、ドイツの実家で家族と暮らしています。故郷をしっかりと守ってくれています。三番目はもちろん私で、日本でまさに第三の人生のとば口に立ったばかりです。

下には、妹が四人、弟が一人いました。

妹の一人は、カトリックのシスターとなり、今、秋田市の聖霊女子短期大学の教授をしています。私の最終講義にも、家族代表として、わざわざ駆けつけてくれました。しかし妹のうちの一人は、わずか四歳で亡くなりました。私が八歳の頃でした。

残った兄弟七人のうち四人はドイツで結婚して、その子供たちは合わせて十八人います。私が生まれた町はそんなに大きくはないのですが、先日の新聞記事によりますと、今、ドイツ全土でもっとも子供の多い町として有名になりました。私の兄弟たちも、伝統を守るべくずいぶんと頑張ってくれたようです。

●四歳の妹の死

私の人生での最初の一番深い体験は、妹の死までを看取り、その中で考えたこと、いや、考えさせられたことです。

妹パウラがわずか四歳で、治らない病気（白血病）にかかり、もう永くはないと医者から宣告された時、妹のために私たちは何ができるか、家族の中でずいぶんとディスカッションを繰り返しました。

いつだって十二等分していたケーキも、これからは一人分がお皿に残ったままになってしまう。とても悲しい現実でした。

ある日父母は、「病院で死を迎えさせるより、生まれ育った家に戻って、私たちみんなで最期まで介護しよう」と静かに言いました。今で言う、在宅ホスピス・ケアです。妹の病気は激痛を伴うものでも感染するものでもない、一見、穏やかに進行する病気でしたから、この提案は可能なものでした。

この時の介護体験が、私の関心を、生と死という大きなテーマへと向かわせる、一つのきっかけとなったことは、間違いありません。

妹はまだ四歳。一生のうちでもっとも可愛らしい時でした。その妹が、自分の目の前で死ななければならないのです。

妹に残された時間は、もうわずかしかありません。その限られた毎日をできるだけ楽しく、思いやりに包まれて過ごさせたいと、家族みんなで考えました。

いつも誰かが必ず妹の傍にいるようにしよう、と父が言いました。昼も夜も、必ず誰かがベッドの横に居てくれることで、妹も家族の愛情を確認できたと思います。

当時の私にとって、不思議なことに、死はあまり恐いことではありませんでした。幼かったということもありますが、父母が死への心の準備についてやさしく説明してくれたからです。妹の病気は医者も治すことのできない病気であるということ――人間はいつかはみな死んで、神の許へ帰ること――それらをおぼろげながら認識していったのです。

子供たちは、未知の領域である死を、つらくても止むを得ない現実として受け入れていきました。

私たちは、妹と一緒によく祈りました。母はいつも妹のそばに坐って、ロザリオの祈りを唱えていました。ただ、死を待つのではなく、戴いた命を最後まで大切に生きること、これもその時の看取りを通じて学んだことです。

妹はたった四歳でしたから、大人のようにはいきませんが、子供なりに心の準備ができていたようでした。

もういよいよ最期という時、妹は、静かに私たち一人ひとりと挨拶を交わしました。

「お父さん、さようなら」

「お母さん、さようなら」

「マリア、さようなら」

「アルフォンス、さようなら」

……………

そして妹は、カトリックの信仰に基づいて、

「また、天国で会いましょう」

と、小さいがはっきりした声で言い、しばらくして息を引き取りました。

私たちはベッドを囲んで嘆き悲しみましたが、妹は介護されるだけの受け身の存在ではなく、「死」というドラマの立派な主人公でした。そして、子供ながらも、確信を持って、積極的に、死を迎えることができたのです。

私はまだ八歳でしたが、信仰は永遠に対する希望の根源だということを、深く考えさせられました。妹の死を通じて、

「わたしは復活であり、命である。わたしを信じる者は、死んでも生きる」（ヨハネ福音書十一章二十五節）

という聖書の教えが、実感できたのです。

私にとって、妹の介護と死は悲しい体験でしたが、一方では、残された家族の絆を更に強くしたと感じました。そして、天国で復活した愛する妹と、いつの日か再会を果たすという希望

は、私たち家族全員の確信となりました。

父と母が、妹の病状について、私たち子供にきちんと説明して、相談してくれたからこそ、人間らしい死に方とは何かを、学べたのだと思っています。

私が後に、ライフワークとして「死生学」の研究を選んだのは、これから次々と起こるいろいろな体験に導かれてのことですが、その出発点は間違いなく、四歳の妹の死だったと感じています。

◎第二次世界大戦のさなかで

●迫りくる死の影

どこか遠いところの出来事のように感じていた戦争が、そうではなく、ごく身近な危機として姿を現し始めたのも、ちょうど同じ頃のことでした。

連合軍の飛行機が、私たちの町の上をぶんぶん飛び回るようになり、戦況が不利になったことは、誰の目にも明らかでした。反ナチ活動を続けていた我が家にとって、ナチ政府が倒れるのは望んでいたことのはずでしたが、そのことと、迫り来る死への不安との間に、どう折り合いを付けたら良いのか、当時の私には、まだよくわかりませんでした。

空襲から身を守るため、防空壕に退避する日々が続いていた頃です。とうとう、近所の友達の家が焼夷弾の直撃を受けてしまったのです。

敵機が去り、防空壕から走り出た私の目の前に、炎に包まれた親友の家がありました。

連日の空襲で疲れきっていたのでしょう、警報が鳴ったにもかかわらず、友達の家族は誰も防空壕に退避していませんでした。

ようやく火の手が衰えた焼け跡に足を踏み入れた私は、どうしても目の前に広がっている事実を受け入れることができませんでした。

友人も、十人いたその兄弟たちも、彼の両親も、真っ黒な遺体になっていたのです。つい昨日まで、その家で一緒に遊んでいた友達とその家族です。

私は、人生や友情や愛や死の持つ意味が、一瞬にしてわからなくなり（わかっていたつもりでした）、「なぜ」という思いばかりが心の中でいきなりふくらみ、今にも胸が張り裂けんばかりでした。

また、別の日のことです。汽車に乗っての下校途中、連合軍の戦闘機の一隊が不意に青空に現われ、こちらに向かって飛んでくるのが見えました。

汽車はレールを軋ませて急停車し、乗客は車外に飛び降りて物陰に身を伏せました。機銃の弾丸が窓ガラスをけたたましく粉砕しました。

振り仰いだ私の目に、旋回して再びこちらへ向かってくる戦闘機の姿が映りました。私は、近くの森を目指して走りました。しかし半分も行かないうちに、森へ辿り着くのは、もう無理だとわかりました。その前に、おそらく撃たれてしまうだろうと。

私は地面に身を投げました。機銃の音が近くで鳴りました。私の右耳を弾丸がかすめていったのがわかりました。そしてもう一発は、心臓からほんの数センチ脇の土にめりこんでいきました。

再び旋回して三度目の攻撃が始まるまでのわずかな時間、私は必死で逃げました。走りに走りました。まるで猟師に狙われたウサギのような気持ちでした。気力を振り絞って、なんとか森まで辿り着き、そのまま力尽きて倒れこんでしまったのです。

自らの身に迫った「死」を前にして、私は激しく「生」への渇望を覚えました。危険が去り、地面から起き上がると、以前には感じたことのないほどの生きる喜びを強く感じたのです。森の緑、鳥たちのさえずり、遠く青空に映える教会の尖塔、全てが、初めて接した物のように、新鮮な感動にあふれていました。

あの時、九死に一生を得たことは、「私自身の死」との初めての出会いでした。そして、死の淵のほんのすぐ手前に立たされたことにより、私は濃密な「生」の充足感を味わい、「生」の持つ意味をもまた、強烈に意識するようになったのです。

とは言え、第二次世界大戦の下では、死は常に黒雲となって空を覆っていました。楽しいはずの子供時代は、こうしていつも灰色の世界の中にありました。

●ナチ・エリート学校への推薦を断る

気がつくと私はいつも、生の意味や死の意味を考えているようになりました。いや、考えざるを得ませんでした。

いかに空は青く澄んでいようとも、心の中には重い雨雲が居座っている――、そんな気分の日々が続いていました。

そんなある日、小学校に登校すると、校長先生から呼び出しを受けました。

校長室のドアをノックすると、私の到着を心待ちしていたかのようにすぐさま扉が開き、にこにこ顔の校長先生が迎えてくれました。

何の呼び出しか訝しがっている私に、先生は厳かに言いました。

「君は成績優秀だから、ナチの指導者養成学校へ推薦しました」

校長先生は満面に笑みを浮かべていました。子供にプレゼントを渡す時の大人のように、こちらからもはじけんばかりの笑顔が返ってくるのを期待しているような、そんな顔つきをしていたのです。

当時、ドイツの各小学校（国民学校《フォルクスシューレ》）からは、毎年一人だけ、経済、政治など将来のドイツを担うリーダーを養成する学校へ送り込むシステムがあったのです。それは、全国でも有数の優れた指導陣のもとで、最高の教育が受けられることを意味していました。私はその一人に選ばれたわけです。

確かに、より高度な教育を受けられるという面では魅力的な話でした。普通に考えれば、誇らしく、とても光栄なことです。

しかし私は、すぐには何も答えられませんでした。ひょっとすると少し青ざめた顔をしていたかもしれません。必死で頭を回転させました。

私がナチのエリート養成学校へ行くことが、どういうことを意味するのか。そのことについて考え込まざるをえなかったのです。

自分がエリートコースの教育を受けてリーダーになるということは、ナチ統治下のドイツを指導する立場に加わるということです。小学生とはいえ、私はナチの独裁的体制には共鳴できませんでした。

仮に私の向学心が勝り、養成学校へ進んだとしても、その行為自体は直接的な罪悪ではないでしょう。しかし間接的には、ナチ体制を支持することになります。

私の父が、そして家族が、命をかけて反ナチ運動をしているのに、私がナチのシステムに便乗してエリート養成学校へ行く――、そんなことなどあり得ません。

父や母や姉の真剣な気持ちを、私ももちろん共有していました。短い時間でしたが、悩みぬいた末、結論を出しました。

私は、校長先生の申し出を断ったのです。

はじめ先生は、私が何を言い出したのかよくわからないようで、ぽかんとしていました。次に、私がバカ者で、その価値をわかっていないだけと思ったようでした。しかし、何を言われても私が黙りこくって、はい《ヤー》とは返事しないのに気づくと、先生の表情はみるみるうちに強張っていき、最後には激高してしまいました。

「君は選ばれた人間なんですよ。せっかく選抜されたというのに、なぜ断るのですか」

という具合です。物凄く怒っていて、私を悪し様に非難しました。

しかも私は、いくら怒られても、いくら尋ねられても、「なぜ行かないのか」という理由を説明できませんでした。もし本当のことを話せば、父はたちまち強制収容所へ連行されてしまうでしょう。そんなことは、口が裂けても言えません。

だから、ただただ、「ぼくは行きません」と言い張るだけでした。行きたくないから行きませんの一点張りです。期待を裏切り、しかも理由は話さないというのですから、校長先生が顔を強張らせるのも無理のなかったことかもしれません――。

今にして思えば、この時が、私の人生での初めての転機でした。

まえがきでも触れましたが、旅人である人間は、ある場所に来たら、勇気を持って右あるいは左へと、生涯の進む方向を選ばなければならないのです。苦しい選択を迫られることもあります。でも、判断を停止して、そこにとどまることは出来ないのです。

私はその時、社会的に敷かれたレールへ進むことよりも、自分自身の良心にしたがって道を選ぶという決断をしました。まさに、大きなターニングポイントでした。

自分で望んだことではありませんでしたが、子供時代に自らピリオドを打ち、重大な選択を自分の意志で行なえる大人という存在になった瞬間だったのかもしれません。早すぎる大人の仲間入りでしたが……。

●自分で選択した「孤独」

ただ、この決断は、私の学校生活に、今まで以上に暗い影を大きく落とすことになりました。「反体制」的な行為の噂は、たちどころに広まるものです。同級生からも、「君はどうして指導者養成学校へ行かないんだ」となじられ、変り者と馬鹿にされました。同級生にしてみれば、選ばれた私へのジェラシーもあったのでしょう。公然と、いじめられもしました。

しかしそれでも、私は自分を弁護することはできませんでした。同級生にも誰にも、ナチのエリート学校へ行かない理由を説明するわけにはいかなかったからです。

この事件を境に、私は「孤独」になりました。

朝礼での校長のあいさつの最後は、決まって「ハイル・ヒトラー!」です。そういう雰囲気の中で、ひとりで流れに逆らうのは、いくら心の中に確信と誇りを持っていても、当時の私の年齢では、ひどくつらいことでした。

ただでさえ暗い時代に、学校生活まで苦しいものになってしまいました。友達関係はぎくしやくしたままで、悩みを語り合うことなどはできません。また、語り合えるような悩みの内容でもなかったことは、ご存じの通りです。

戦後の裁判で、「アウシュビッツで大勢の人を殺すつもりはなかった。ただ、命令されたからだ」と自己弁護をした人が大勢いました。しかし、それはしっかりとした責任ある大人の言葉とはとうてい思えません。

ただ命令されたから、みんながやっているから、法律だから――そういう理由だけで自分の行動を決定してはなりません。

自分の頭で考え、自分の良心に従って生きろ、それが父の教えでした。

ドイツのひとつの悲劇は、あまりにも多くの人々が、良心に従って自分で判断することをせず、ただ政府の命令に従っただけということでした。

さて、八方ふさがりとなった私のごくわずかな楽しみは、外務省から禁止されていたBBCのラジオを、夜、家族とこっそり聴くことでした。それは、ドイツ以外の立場から、戦争のこと、ナチのやっていることなどを知ることができたという点からも、とても有益な時間でした。

また、伯母（父の姉）はカトリックの修道会に入り、二十歳でアメリカに渡っていました。そこでの彼女はミシシッピーの学校で黒人の子供たちを教えたり、シカゴの老人ホームで栄養士の仕事などをやっていました。戦争中も彼女は向こうにとどまっていたので、赤十字を通して、手紙と共にアメリカの雑誌を送って貰ったりすることが出来ました。

そんな中、ナチ政府による「アメリカ人は悪人だ」というひどく真面目なスピーチを聞き、私たち家族は大いに笑いました。「そんなことはないよ。伯母さんは、今やアメリカ人と同じだけど、とても良い人じゃないか」と。当時はまだ、実際に伯母に会ったことはなかったのですが、手紙を通してずいぶん影響を受けました。世界的に戦火が飛びかっている時代に、国際的な教育を施してもらったというわけです。

後に私が勉強するようになったキルケゴールの実存哲学では、「ヨーロッパのいわゆるインテリ層の大きな問題点は、自分自身をドラマの主人公ではなく、傍観者としてとらえてしまうことだ」と言っています。

キルケゴールによれば、人生のドラマの主人公は当然ながら自分であるべきで、だとすれば傍観者的な態度でいいはずはなく、あらゆることを自分の責任で選択しなければいけない。インテリに共通した危険性は、多くのイデオロギー、哲学などを勉強しても、頭の中のレベルで知っているだけで、自分では選択しないことだと看破しています。

確かに「選択しない」という態度も選択肢のひとつですが、結果的に多くの場合は、「最低の選択だった」と後悔することになると、キルケゴールは言いました。長じた私は、キルケゴールの説に膝を打ってうなずき、小学生時代の辛い選択が、自分にとってとても重要なことだったと再認識したのです。

戦争が最後の段階になると、恐ろしいことが起こりました。ドイツ軍は、子供にも武器を取らせて連合軍の戦車に向かわせたという事実です。そして、その少年兵たちのほとんどが、戦車の機関銃に撃ち殺されてしまったのです……。

仮に、私が校長先生の申し出を受けてナチのエリート養成学校へ進んでいたとしたら、私も武器を抱えて戦車に突進していた一人であったかもしれません。もしあの時、自分の良心にしたがって行動していなかったら、本書を通じて皆さんと触れ合えることもなかったでしょう。

●小さな殉教者、ルドヴィコ・茨木との出会い

学校でひとりぼっちになってしまった私は、疎外感と孤独感にひどく悩まされましたが、それは一方で、否応なく自身の内面と向かい合わなければならなくなった、ということでした。「孤独」の深淵に沈む時、人は自分の本当の顔を見つめざるを得なくなります。「孤独」とは、将来に向けて、あらゆる物事に心を開くための、貴重な「恵みの時」なのかもしれません。

私は孤独のおかげで、創作への豊かなインスピレーションを手に入れ、ノートに詩を書き付けたり、小説を書いたりし始めました。

そして信仰のエネルギーをより深く感じるようになり、新約聖書を繰り返し読むようになりました。「災い転じて福と為す」ではありませんが、孤独になったことで、教会付属の図書館に腰を据え、宗教書を精読する日々が続いたのです。

もともと本が好きだった私は、やがてその図書館の図書係を手伝うようになりました。そこで、私を日本へ導くことに繋がるすばらしい出会いがありました。

図書館には、日本に関する多くの書物も納められていました。日本文学、歴史、文化など、私は興味深く本のページを繰っていきました。

ある日、長崎の二十六聖人殉教者の伝記を見付けました。何やら近しいものを感じた私は、むさぼるようにその本を読み進めました。

二十六人の中でもとりわけ感銘を受けたのが、ルドヴィコ・茨木の言動でした。豊臣秀吉のキリシタン迫害によって、当時の私と全く同じ年、十二歳で殉教したのです。

ルドヴィコが刑場へ引かれていく途中のこと、ひとりの武士がまだ幼い少年を哀れに思い、こう語りかけました。

「君がこうして罰を受けるのは、キリスト教を信じているせいだ。だから信仰を捨てれば許しを頂いてあげる。そして、君を私の養子に迎えよう」

すると、ルドヴィコは首を振ってこう答えました。

「あなたさまがキリシタンになって、私と一緒に天国へ来てくださるといいのですが」

なんという潔さでしょう。

望めば生き長らえることができたのに、自分の良心に従って信仰を捨てずに殉教したのです。しかも十字架に付けられた状態で、苦しみの極限を味わいながら、聖歌を歌ったということでした。

十二歳の少年が、苦痛の中でもなお心の至福を失わず、神を賛美できたということに、私は本当に驚きました。そして、「死」をも恐れない信仰の力とはなんと強いものかと感激したのです。私は心から、日本人は偉いなあと感じ入りました。

ルドヴィコ・茨木の伝記は、私がナチのエリート学校への推薦を断ったことへの、大きな精神的支えになりました。長崎で殉教した十二歳の少年の言動が、三百五十年後のドイツで孤独に苦しんでいる少年アルフォンスの心を、激しくゆさぶり、励ましてくれたのです。なんと不思議な、そしてすばらしい巡り合わせでしょう。

今でもよく聞かれることがあります。なぜデーケンさんは、日本にきたのですか。日本に興味を持つきっかけは何だったのですか、と。それは、ルドヴィコ・茨木の勇気と信仰の深さのせいだったのです。

こういう立派な少年を生んだ日本とは、なんとすばらしい国なのだろうと、子供心に強い憧れを抱きました。その時から私は、いつか必ず日本へ行こうと決心したのです。

●姉たちの抵抗運動

日が経つに連れ、ドイツの敗色はますます濃厚になり、戦争の足音は、故郷の町の目と鼻の先まで迫ってきました。

祖国の軍隊は、ついに私たちの町にも現れ、町外れの街道に、連合軍の戦車をくい止めるためのバリケードを作り始めました。

もし、何日か後に連合軍がやってきて、そのバリケードを壊すための戦いが起これば、ドイツ軍も連合軍も、多くの兵隊が死ぬことになります。おそらく町もめちゃくちゃになり、ここに住む人々にも少なからぬ犠牲が出るでしょう。

私たちの家族や心ある人たちが、なんとか無用な戦いを避ける方法はないものかと、頭をひねっていたところ、行動力あふれる姉（当時十七歳）は、深夜同級生を集めて、何とそのバリケードを壊してしまったのです。連合軍の進駐をスムースに行わせて、無用な衝突を防ぐことが最大の目的でした。

私はまだ非力な小学生でしたから、参加させてもらえませんでしたが、それにしても危険きわまりない行動でした。恐れを知らない姉たちは、重い木でできたバリケードを、みんなで担いで、ドイツ兵に分からないような森の奥深くに隠してしまったのです。

もちろん、兵隊たちが寝静まった夜に決行したのですが、もし誰かが気が付いたらと考えるとぞっとします。すぐに父の指導のもとだと分かってしまい、父も姉も逮捕されるか、射殺されるかしたでしょう。

もちろん、みんなそういうことは、覚悟のうえで、ぎりぎりの決断をしたのです。

この姉たち若い女性の勇気ある行動によって、連合軍とドイツ軍それぞれの兵士たちと、町の大勢の人命が救われたということも事実なのです。

敗戦までには、私たちの町は何度も爆撃を受け、同級生が何人も命を奪われました。「死」は、毎日のように目の前にありました。それでも慣れてしまうということは、決してありません。

強烈な「生」と「死」の体験の繰り返しでした。私も姉も、たまたま運よく死なずにいたに過ぎません。

ですから、せめてもうこれ以上の無意味な死者は出したくありませんでした。

しかし、そのためには、危険を省みず、自分の命をかけてでも、何かをしなくてはならなかったのです。何という矛盾でしょうか。

●「汝の敵を愛せ」の意味

どんな悪夢でも、いつかは必ずさめる時がやってきます。

一九四五年、私が十三歳の年の五月、首都ベルリンが連合軍によって陥落し、ヒトラーは自殺しました。

戦争は、もう事実上終わりです。敗戦国になるというのは、それからしばらくの間、連合軍の占領下に置かれることです。

しかし私たちの家族には、連合軍の進駐を歓迎する気持ちがありました。反ナチ運動をやっていたこともあり、連合軍を美化して考えていたのです。イギリスやアメリカの思想は、理想的なものと思えました。ですから「敵が侵入してくる」というおびえよりも、「祖国がついにナチから解放されるんだ」という、むしろ歓迎の気持ちで連合軍の到来を待っていたのです。

私の祖父は、彼らが町へやってくる何日も前からシーツを切って白旗を作り、「この白旗は歓迎のしるしなんだよ」と、私たちに説明していました。祖父も父同様、命がけで反ナチ運動に尽した人間でした。

五月上旬のある日、いよいよ私たちの町にも、連合軍がやってきました。そして、その日は、あらゆる意味で、生涯忘れえぬ日になってしまったのです。

連合軍の兵士を歓迎しようと、お手製の白旗を持って家の前に立っていた祖父は、なんと、近づいてきた連合軍の兵士に射殺されてしまったのです。

それも、私の目の前で撃ち殺されたのです。

私は愕然としました。

目の前で起こった出来事は、完全に私の理解を超えていました。

祖父は武器も何も持っていない。敵意をみなぎらせ、叫んでいたわけでもない。ただただ歓迎の意を表して、白旗を振っていただけでした。祖父が殺されなければいけない理由など、どこをどう探しても見当らないのです。

私たちは、例えば家の中に、ドイツ軍の兵士が潜んでいるかどうかの家宅捜査があるかもしれないとは思っていました。そうしたら、喜んで協力するつもりでした。

それが、まさか、その直前にいきなり家族が射殺されてしまうとは……。

あまりに突然の、理不尽過ぎる死でした。

戦争は人間を異常にします。兵士たちは、殺すか殺されるかというプレッシャーを常に背負っているので、先に相手を殺せば自分は安全になるという心理があったのかもしれません。祖父を撃ったその兵士も、悪意というよりはパニック状態に陥っていただけかもしれません。今となっては理由を確かめる術などありませんが……。

とにかく、不条理なことでした。

私の家族は、反ナチ運動に加わることによって、ある意味で、連合軍に協力してきたつもりだったのに、最後の最後で、連合軍に裏切られてしまったのです。しかも残酷な手酷い裏切りでした。

私はその瞬間の例えようのない苦しさをよく覚えています。祖父が撃たれたというショックで、身体中に、怒りと絶望とがみなぎってくるのを感じました。

その一方で、私は、聖書にある「汝の敵を愛せ」という言葉を、心の中で、確かに聴いたのです。

祖父を撃った連合軍の兵士は、まさに「敵」でした。でも、いくらキリスト教の教えに従うといっても、祖父を殺した兵士を愛せるだろうか——、そんなことは不可能だ、そんな声も聞こえました。

私は小さい頃からカトリックの教えを受けていましたが、「人間が大人になる時、信仰は自分で選ばなければならない」と、学んでいました。

では、その信仰にしたがって、私は「敵」を歓迎できるのか。

今、まさに、私の信仰が試されている——。

短い時間でしたが、私は悩み抜きました。

そして、私は決意したのです。

私たちの町をすっかり占領し終えた連合軍は、一軒一軒の家の捜索を始めました。隠れているドイツ兵や、残された武器をチェックするためでしょう。祖父の命を奪った兵士も、当然その中にいるはずです。汚れ切った軍服姿の兵士は、誰もが同じようにしか見えませんでした。

やがて、ひとりの兵士が私の家に押し入ってきた時、決定的瞬間が訪れました。

私はその兵士に手を差し伸べ、「ウエルカム！」と言ったのです。

必死になって、言葉を絞り出しました。

全身が痺れるように辛かったのですが、態度として歓迎を表したのです。

「汝の敵を愛せ」と。

兵隊は、少しびっくりしたようでした。敵国の市民に「ウエルカム」と言われるとは、まさか思っていなかったのでしょう。兵隊はニヤリと笑って身を屈めると、私の肩を軽く叩きました。

この辛い出来事が、私の二番目の転機になりました。

信仰は、自分自身で選びとるものだということです。

ギリシア語には「時」を表す場合に、「クロノス」と「カイロス」という二つの言葉があります。

クロノスは、いわば時計の針が刻む量的な時間です。一方のカイロスは、一回限りの独自で質的な「時」を意味します。「大切な時、決定的な瞬間」のことです。

人生には、折に触れて、いろいろなカイロスが訪れます。一度だけで二度とこないチャンスです。

自分の祖父を殺した人を愛するというチャンス――あえてチャンスという言葉を使いますが――は、二度と訪れないカイロスです。

兵士が出ていくと同時に、私は祖父の亡骸にひざまずき、泣き崩れました。そして、いつまでも必死に祖父のために祈りました。

●世界は複雑だった

連合軍によるエムステックの町の占領が完了しました。私の家は結構大きかったので、七十人くらいの兵士の臨時宿泊所にさせられてしまいました。

いったんは、「汝の敵を愛した」ものの、祖父を殺したかもしれない兵士が自分の家に宿泊するというのは、とても複雑な気持ちでした。

ある兵隊は、私の父に「今、何時か」と聞きました。父は家宝ともいうべき金時計を持っていたのですが、ポケットからその時計を取り出しカバーを開けて、親切に「午後四時ですよ」と答えました。するとその兵隊は、そのまま父の時計を取り上げて、自分のポケットに入れてしまったのです。

戦争というものは、そういうものかもしれません。

連合軍が家に居座るようになって二日後のことでした。私は姉と庭で遊んでいました。姉が水飲み場へ行った時、若い兵士が別の兵士に、

「司令官からの命令で、あの女性をつれていくことになった」

と、耳打ちする声が聞こえました。

あの女性というのは姉のことです。私は総毛立ちました。姉がレイプされる――そういう恐怖です。

以前から、レイプという恐ろしい行為のことは知っていました。たくさんの東ドイツの女性がロシアの兵隊にひどい目に遭わされている、そういうことを新聞で読んでいたからです。しかし、英米の連合軍の兵士まで、そういう卑劣な行為を行うとは、夢にも思っていなかったのです。

司令官は、隣の家に宿泊していました。

私は急いで姉を捕まえて、とっさに考えたプランを話しました。

「庭から家の中へ入るふりをして、すぐに勝手口から出て、どこか遠いところにしばらく隠れて！」

姉は理由も聴かずに、私の言うとおりにしました。理由を説明している時間もなかったのですが、私の切羽詰まった面持ちに姉は非常事態ということを理解したのかもしれません。

若い兵士たちは家中を歩き回って姉を探しましたが、当然見つかりません。そのうち、兵士も司令官も諦めたようでした。このことは、今でも姉には何も話していません。

敗戦の前には、私はドイツの軍隊や政府にだけ批判的でしたが、こうした連合軍の兵隊の行動を目の当たりにすると、やはり戦争という極限状態の中での人間の恐ろしさというものを感じずにはいられませんでした。

子供はみな、それぞれに理想的な世界を考えています。良い人間には良い未来が開け、悪い人間は罰を受けるというお伽話のような単純な世界を想像しています。しかし現実はそうではありません。世界はとても複雑なのだということを考えさせられました。

その三日後、私の家を占拠していた兵隊たちはどこかにいなくなりました。

戦争は終わり、気がつくと、私はもう子供ではありませんでした。

●ザビエルに導かれた将来

ナチ体制が崩壊すると、私はもうかつてのように、孤独ではありませんでした。新しい友情もいくつか芽生え始めました。しかし、苦しかった時に身につけた密かな楽しみ、読書には相変わらず夢中でした。

ありとあらゆる本を読みあさる中で、フランシスコ・ザビエルの伝記に行き当たった時、私は何かの導きを意識しないではいられませんでした。そして、その本をすっかり読み終えた時、カトリックの司祭という仕事に、大きな魅力を感じ始めたのです。連合軍が家に乗り込んできた時の経験も、私が信仰の道へ進むことに対する、大きな自信と支えになりました。

中学校時代には、ラテン語とギリシア語の勉強にも興味を持ちました。将来、語学の教師になるのも悪くないと考え、先生が不在の際には、授業を代行して同級生に教えたりもしました。新約聖書も、ギリシア語で読めるようになりました。

高校に進むと、更にザビエルの本をたくさん読むようになり、彼が属していた修道会、イエズス会に入りたいという望みを持つようになりました。

もちろん、私の将来に対する父の希望は忘れていません。未来の私のために、広大な土地まで買ってくれたのです。一緒に植えた木は、もうすっかり私より大きくなっていました。ところが、カトリックの修道会に入ってしまうと、自分の財産を持つことは許されません。

私は思い悩みました。家の中でも、複雑な気持ちで毎日を過ごしていました。何でもよくディスカッションをする家庭だったのに、このことだけは、なかなか父に言い出せませんでした。

高校には奨学金の制度がありました。イギリスやアメリカの大学が、戦争に負けて経済的に苦しかったドイツの学生に、奨学金を出してくれたのです。私はイギリスからの奨学金を貰って、高校を出たら、イギリスの大学に入り、父の希望通り法律の勉強をするというのが、普通に考えると真っ当な選択肢でした。

しかし、高校卒業の半年くらい前になってようやく、心が決まりました。

イエズス会に入会してカトリックの神父になりたいと、ついに父に打ち明けたのです。父は喜んではくれませんでしたが、とりたてて反対もしませんでした。父は熱心なカトリック信者でしたから、心情的には息子が神父になることに、反対できなかったと思うのです。その後、姉が聖霊会に入ってシスターとなり、妹の一人も続きました。

決心してからは、とんとん拍子でした。高校を卒業する少し前にイエズス会の修練に行き、テストを受けて合格、一九五二年の春、高校卒業後すぐに入会することになったのです。

イエズス会では、最初の二年間は修練院で生活するのがルールです。その後、私はどこかの大学で（出来たら日本で）教師として教えることを目標にしていましたので、まずオーストリアでドイツ文学を学び、次いでミュンヘンで三年間哲学を勉強しました。それからしばらくフランスに留学した後、ついに憧れの日本へ来ることができました。

日本では、当時横須賀にあった栄光学園のキャンパス内で二年間、日本語と日本の歴史、文化などについて勉強し、それを終了してから、上智大学に赴任しました。私の人生の新たなスタートです。

イエズス会の規律では、皆必ずしも自分の希望場所へ行けるわけではありません。それでも私は、入会してから一貫して、将来は日本に行きたいという希望を出していました。

また、ドイツの雑誌で「上智大学は日本でもっとも国際的な大学で、世界中から集まった教授が教えている」という記事を読み、いつかその教壇に立ちたいという夢を描いていました。ついにその夢が叶ったのです。

また、イエズス会で神父になるには、必ずどこかの大学で「神学」を修めなければなりませんが、これも上智大学の神学部で学びました。そして一九六五年、晴れて司祭に叙階されたのは、東京教区のカテドラル大聖堂でした。そういう点でも、私は、メイド・イン・ジャパンの神父なのです。

さて、私が反故にしてしまった故郷の土地の行方ですが、その後、父は売ることにし、そのお金は姉の働いているインドネシアや日本の社会福祉施設に寄付したということです。

●父母からの二通の手紙

この章の最後に、もう一度、父母の話をさせてください。高校を出るなりイエズス会に入ってしまい、仕方のないこととはいえ、ちっとも家に帰ってこない不肖の息子、アルフォンスに対して、二人は最後の最後に、すばらしいプレゼントを遺してくれました。

私が三十代の頃、一時的に上智大学を離れ、ニューヨークの大学院で学んでいた時のことです。

故郷の父から、とても分厚い封書が届きました。

私が母国ドイツを離れて以来、両親との連絡はもっぱら短い手紙に頼っていました。父や母からの手紙も、近況を報せる程度のものが多かったのです。ですから、父からのその時の手紙の厚さには、少しびっくりしました。

何だろうと封を切り、中をのぞいてみると――、それは長い長い手紙でした。

そこには、父の全生涯が記されていたのです。掲げた理想と、成功と失敗。その詳細が端正な文章で綴られていたのです。

この意味深い、愛情のこもった手紙に、私はいつしか涙をこぼしていました。手紙を読んで、これほど感慨を抱いたことはありませんでした。

そして、国際電話で、父の死の報せを聞いたのはそれから間もなくのことでした。あの長い長い手紙は、おそらく父の遺言だったのでしょう。死が近付きつつあると予感した父は、死ぬ前にもう一度自分の人生を振り返り、生涯の記録と思い出を、遠く離れて住む息子に、精神的財産として、遺してくれたのです。

一方、家族のために寝る間も惜しんで働いていた母は、父よりもさらに筆無精でした。時おりくれる手紙の文面もおよそ簡潔なものでした。それが、私が再び東京で暮らすようになったある日、母からの封書が届いたのです。またしても長い手紙でした。父の手紙と同じ様に、母が自分の生涯を綴った心のこもった手紙でした。しかし、やはり父の時と同じく、この手紙は母の別れの手紙でした。母は手紙を投函して、数日後に天に召されたのです。

父と母からもらった二通の手紙は、私の生涯のかけがえのない宝物です。時おり取り出しては、読み返しています。手紙には父と母のすべての想いが込められています。

この手紙を通して、私はいつでも父と母に会うことができます。父母は私の心の中で、永遠に生きているのです。

第二章　「生と死」をめぐる様々な出会い――「書物」から「先達」から

旅人としての人間は、その旅の途中でいくつもの転機に遭遇します。読書などを通して「知識」としての「死」については、充分考えを深めていた私ですが、ある時、末期患者と最期の三時間を過ごしたこと、そして私自身のガン闘病という、二つの決定的体験から、「死」とは、「頭」だけではなく「心」でも理解しなければいけないものだと、わかったのです。

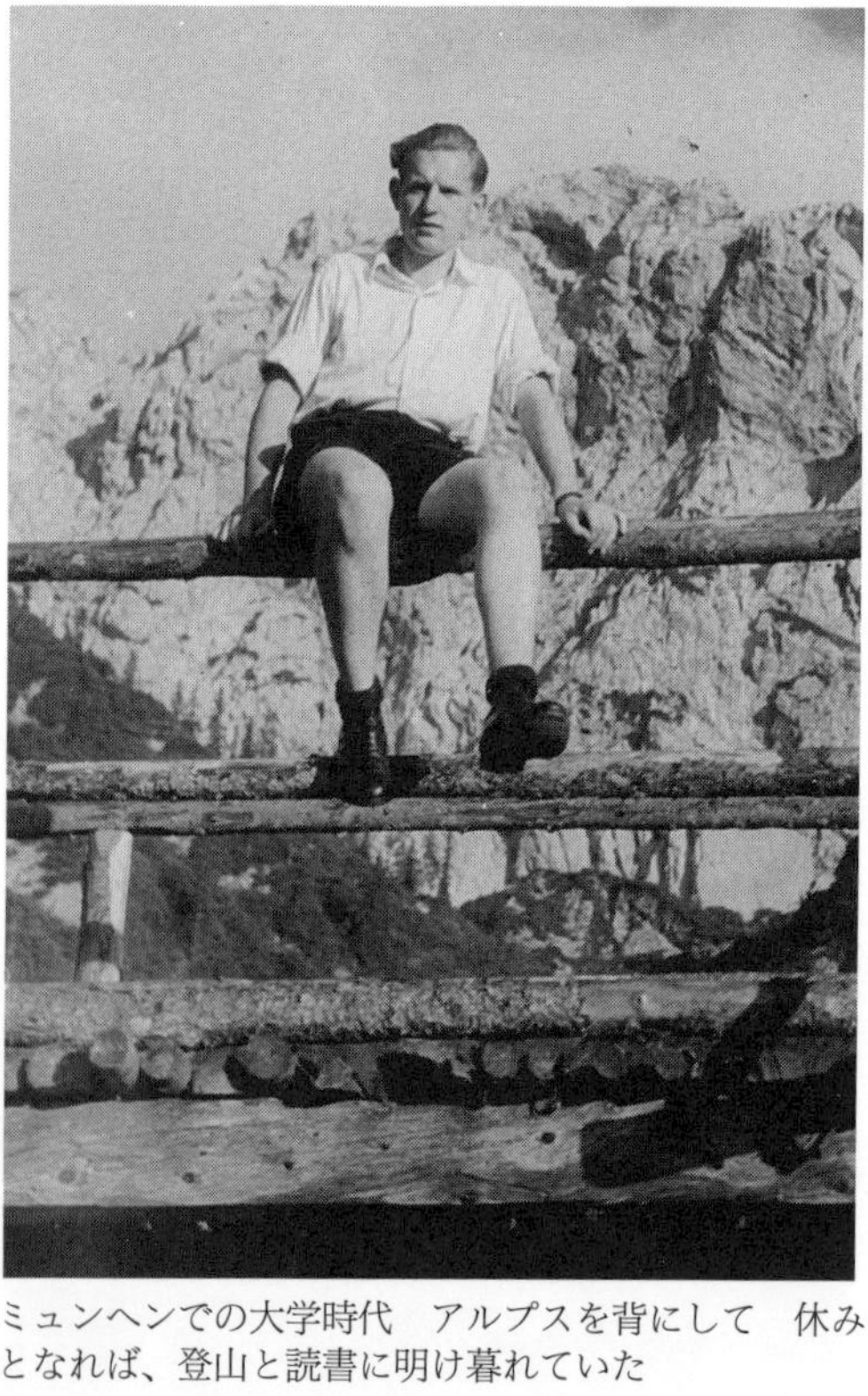

ミュンヘンでの大学時代　アルプスを背にして　休みとなれば、登山と読書に明け暮れていた

◎書物との馥郁たる出会い

●新約聖書は神様からのラブレター

幼い頃から本に親しんできたおかげで、読書は私の欠かせない習慣となっています。食事や睡眠と同じく、息を吸い込むように、ごく自然に本のページをめくっていけるのです。本のない人生などはとうてい考えられません。

私は読書によって励まされ、勇気づけられ、読むこと、考えることの喜びを教えられてきました。とても多くのインスピレーションを、書物から受け取りました。そしてどの本も、私が、自分のライフワークは「死生学」の研究であると気づくための、貴重な道しるべとなってくれました――。

ナチのエリート養成学校へ推薦される少し前の話、あれはたぶん十一歳の夏休みのことだったと思います。私は突然、新約聖書の魅力にとりつかれたのです。

そもそもは、夏休みの宿題のようなものだった聖書の暗記が、雛鳥が餌をついばむかのように、すらすらとはかどりました。

その結果は、夏休みの終わりのルカ福音書暗記コンクールで、賞をいただいて誉められたほどでした。普通、暗記という勉強はつまらなくて厳しいものと相場が決まっていますが、その夏の私は、ルカ福音書そのものを心から楽しめたのです。

「今泣いている人々は、幸いである。あなたがたは笑うようになる」（ルカ福音書　六章二十一節）

「悔い改める一人の罪人については、悔い改める必要のない九十九人の正しい人についてよりも大きな喜びが天にある」（ルカ福音書　十五章七節）

などは、今でも、私の好きな言葉です。

そうしたすばらしい聖句の数々が、少年アルフォンスの心に深く浸み込んでいきました。

ご存じのように、新約聖書は二千年前に書かれた世界最大級のロングセラーです。その時代のイエスの教えやイエスの行動の記録であるのはもちろんですが、単なる二千年前の本というだけでなく、イエスの私たちに対する愛の表現でもあります。読めば読むほど、接すれば接するほど、そういう深みや滋味が分かってくる、永遠性を持った書物なのです。

こう書きますと、逆に、何か難しい本ではないかと、誤解される方がいるかもしれませんね。

新約聖書は、決して堅苦しい宗教の教科書ではありません。むしろ読みやすい本と言っても良いくらいなのです。イエスの数々のたとえ話には、ほのかにユーモラスな香りが漂っています。例えば、

「あなたは、兄弟の目にあるおが屑は見えるのに、なぜ自分の目の中の丸太に気づかないのか」（マタイ福音書　七章三節）
「財産のある者が神の国に入るのは、なんと難しいことか。（……）金持ちが神の国に入るよりも、らくだが針の穴を通る方がまだ易しい」（マルコ福音書　十章二十三、二十五節）
前者は、「目の中の丸太」という表現が、実に突飛な形容で笑いを誘います。しかし、次の瞬間、自分のものの見方の狭さに気づいて、はっとする人々の様子が浮かんでくるではありませんか。
後者は、財産に執着するあまり、どうしてもイエスの招きに応じることができなかった男を哀れんだ言葉です。「らくだが針の穴を通る」という突拍子もない比喩は、ある種の人々の物に対する異常なほどの執着心の強さの表現、そのものだとも考えられます。
そしてまた、皆さんも良く知っている「最後の晩餐」のシーンとは、イエスが死ぬ前の遺言のようなもので、とくに私たちに残したかったメッセージだと確信しています。
「わたしがあなたがたを愛したように、互いに愛し合いなさい。これがわたしの掟である。友のために自分の命を捨てること、これ以上に大きな愛はない」（ヨハネ福音書　十五章十二―十三節）
「愛」は新約聖書を貫くイエスの究極的なメッセージです。

皆さんも、新約聖書を何度も繰り返して読むことをお薦めします。今や神父として、聖書のほとんどを覚えているような私でさえも、何度読み返しても新たな発見があるからです。

それは、新約聖書を読んでいる私たち自身が、実は日々、成熟しているからでしょう。若い頃には不可解だったイエスの言葉が、中年期になると、心の琴線に激しく触れるようなことも多々あるはずです。

私について言えば、あの十一歳の夏の孤独な日々に読んだ新約聖書を、神が私にあててくださったラブレターだと直感した時、私の精神はまたひとつの転機を迎えたのだと思います。やがて中学にあがり、学校の勉強ではラテン語とギリシア語が一番の得意科目となりました。特にギリシア語を熱心に勉強したのは、ギリシア語で新約聖書を読んでみたいと思ったからにほかなりません。

これからも、私は幾度となく新約聖書のページを繰ることになるでしょう。そこには、イエスの言動を通して様々な人間像が生き生きと描かれているからです。

●ノヴァーリスの詩集の美しい響き

読書の大きな楽しみのひとつに、言葉の美しさに感じ入ることがあります。

あの「孤独」な日々のある時、私はノヴァーリスのドイツ語の美しさに魅了されました。

もちろん言葉だけでなく、そこから紡ぎ出される内容もすばらしいものでした。以降、中学、高校時代までずっと読み続け、美しい詩の暗唱を楽しみました。

ノヴァーリスは、有名なドイツ・ロマン主義の詩人です。彼はまた、「生と死」をテーマにした人でもありました。

「生は死の始まりであり、生きることは死ぬためなのである。死は終結であると同時に開始であり、別離であると同時に近しい結びつきである」

そう、ノヴァーリスは書いています。

彼は二十二歳の時に、ゾフィー・キューンという十三歳の女性と婚約したのですが、彼女は二年後、まだ十五歳の若さで亡くなってしまいました。その頃は、早く結婚する人が多く、また若くして死ぬ人も多かったのです。

彼の文学は、ゾフィーへの思慕、ゾフィーとの死別体験が核になっています。複雑で切ない自分の思いを相対化し、美しい言葉に託したのです。

ノヴァーリス自身も、二十九歳の若さで亡くなりました。

彼が、そんな短い人生の中で非常に創造的に生きたということは、私をひどく感激させました。あの戦争中に、読み始めたのですからなおさらです。

ノヴァーリスの詩の中では、ゾフィーが亡くなってから墓参りに行き、彼女の存在の近さをしみじみ感じたという作品が強く胸を打ちます。

我らが美《うま》し食卓に
かつて楽しく集いし者
誰ぞ悩まん
誰ぞ去るを望まん
悲歎《なげき》の声絶えて聞えず
傷の象《すがた》見ゆることなし
拭うべき涙もあらず
砂時計の永遠に歩むを。

——「死せる者たちの歌」

死者たちは悲しまない。楽しき祝祭を祝い、朗らかな宴に坐り、歎きも傷も、悲しみも存在せず、永遠の生のみが享受される——。

ノヴァーリスは、深いキリスト教の信仰に基づいて、彼女は生きている、生命は死んでも愛は死なないという内容を、とてもきれいに表現しています。

私の専門は哲学ですが、ミュンヘンで哲学を勉強する前は、むしろドイツ文学に関心を持って勉強していたのです。その中心が、ノヴァーリスでした。

私はノヴァーリスによって、文学への目を開かれたのです。

●文学における死というテーマ

大学時代には、夏休みになるとリュックサックに小説をいっぱい詰めて、アルプスに登りました。読書と山歩きに明け暮れる毎日でした。

たとえば、ある夏休みはロシア文学、主にドストエフスキーとトルストイを読み、次の夏休みはイギリス文学、シェークスピア、T・S・エリオット、グレアム・グリーン、イーヴリン・ウォーなどを読み進めるという具合でした。そして次々と、「フランス文学の夏」、「アメリカ文学の夏」を過ごしていったのです。

その結果、文学における死というテーマにも、次第に深い興味を持つようになっていきました。

多くの詩人や小説家の基本的テーマは、愛、別れ、そして死です。とくに「死」は、文学に大きなインスピレーションを与えることを知りました。

ドイツの詩人、リルケもその一人です。彼には、「各人に自分自身の死を与えたまえ」という有名な言葉もあります。

彼が批判したのは人々の「死に様」でした。人間は自分なりの生を全うしなければならないのと同じように、自分なりの死をも全うしなければならない――ということを強調したのです。

イギリスのT・S・エリオットも、深くこのテーマについて書いています。彼は『四つの四重奏曲』の中で、

「イン・マイ・ビギニング・イズ・マイ・エンド」（私の始まりのうちに私の終わりがある）

と言っています。

私たちは、生まれた瞬間から全生涯を通じ、死もまた自分とともにあるという考えです。死はいつでも、私たちのうちに潜んでいるということです。

また同じ本の中で、

「イン・マイ・エンド・イズ・マイ・ビギニング」（私の終わりのうちに私の始まりがある）

とも書いています。この二つの言葉の対比は、とても深いものです。

小説家や詩人は、哲学者や神学者と共に、常に死の深遠さを探り、死別体験についても、人間性の深みを表現してきました。

あらゆる文学の中で、もっとも適確に死に臨む人間心理を描写しているのは、おそらく『イワン・イリッチの死』（トルストイ）ではないでしょうか。

これは文豪としての地位を固めたトルストイが、『アンナ・カレーニナ』を執筆後、十年近くも文学作品の筆を断った後に書いた小説です。その間、トルストイは精神的危機を迎え、不安と抑鬱と絶望に苛まれました。そして信仰の意義を再発見することで、この危機をようやく乗り越え、再起第一作として『イワン・イリッチの死』が誕生したのです。作者自身が死と対決し、その本質を深く見据えて文学的に結実させた、不朽の名作と言えるものです。

また私は、日本に来てから、たくさんの日本の小説家や詩人と出会って、様々な刺激を受け、日本文学もずいぶん読むようになりました。

ご存じのとおり、日本文学にも死や喪失の悲嘆をテーマにした優れた作品が数多くあります。ちょっと書棚を眺めても、夏目漱石の『こころ』、森鷗外の『高瀬舟』、島尾敏雄の『死の棘』、遠藤周作の『沈黙』、『海と毒薬』、加賀乙彦の『生きている心臓』、曽野綾子の『切りとられた時間』、三浦綾子の『塩狩峠』などなどです。

名作として現代に残る古今東西の文学作品に触れることができたのは、その後の私に、生と死を深く考えるうえで豊かな恵みを与えてくれるものでした。その先駆けが、少年時代に手にしたノヴァーリスの詩集だったのです。

私はそれからもノヴァーリスについての研究を続け、日本の大学生向けにドイツ語の教科書としてノヴァーリスの小さな本を書いたりもしました（『Der Mensch im Angesicht des

Todes und der Ewigkeit』――死と永遠　芸林書房）。

皆さんも是非、ノヴァーリスの言葉の素晴らしさを、じかに感じていただけたらと思います。入手しやすい文献を巻末に挙げておきますのでご参照下さい。

●マックス・シェーラーの価値倫理学

少年期から青年期にかけての身近な死の体験、そして文学作品からも「生と死」についてのさまざまな課題を感じ取ってきた私は、大学に進むと、今度は系統的な学問として「死」と取り組もうと決心しました。

現在の私の肩書きは「哲学者」です。私を哲学の道へ進ませた、その直接のきっかけは、ドイツの哲学者マックス・シェーラーの著作と出会ったことです。シェーラーは、二十世紀でもっとも創造的な倫理学者として、多方面にわたって功績を挙げました。

私は、彼の哲学を深く学びたいと思い、十四冊の著作を精読し、博士論文として「人間性の価値を求めて――マックス・シェーラーの倫理思想」を書きました。これは後にアメリカで本になり、日本でも春秋社から翻訳版が刊行されました。

彼のメインテーマは、一言で言うと「価値倫理学」です。

価値という概念には、国民によって、個人によって、主観的なもの、そうでないもの、さまざまあります。

しかし、「何が善であり何が悪であるか」という価値そのものは、真に客観的なものだといういうことを、マックス・シェーラーは強調しました。

ここに、戦争を始めるか始めないかを巡って、百人の市民が集っていたとします。戦争反対者は一人で、九十九人が賛成者だったとしても、真に正しいのは、反対しているその一人だということです。それは「戦争は善ではなく悪である」という考え方の価値は、客観的なものだからです。多数決で決められるものではありません。

医学の倫理として、今までの日本では、とにかく長く生きるということに価値をおいていましたが、最近になってようやく、単なる長さだけではなく、その個人の生命や生活の質を重視することが大切だと、気づくようになりました。これはＱＯＬ（クォリティ・オブ・ライフ）の改善という言葉で表現されますが、これもひとつの価値観です。

マックス・シェーラーの価値倫理学は、別のいろいろなテーマや、多くの他の分野でも、一つの大切な基準になりうると、私は考えます。彼の倫理学は、抽象的な机上の倫理ではなく、非常に現実的な考え方だからです。

さらに、シェーラーは、価値の高低の序列を強調しています。

例えば、私たちは、意識的にしろ無意識のうちにしろ、朝から晩まで何らかの価値を選びながら生きています。

朝、目が覚めて、もう少し眠りたいと感じることがよくありますね。私の朝は常にそんな感じです。どうも身体の疲れが抜けていないし、頭もすっきりしていない。あと一時間眠ることができたら、どんなに幸せかと思います。けれども、やはり大学や講演に行かなければならないと考え直して、毛布を払い除けるのです。

自分にとって何が大切か、今まず何をなすべきか、人間はその時々の判断に従って行動します。その判断を支える基準は、ただ主観的な事象ではなくて、客観的に評価できる価値なのだと、シェーラーは言います。

例えば、瞬間的な価値の満足を追えば、その一瞬は刹那的な楽しさに酔い痴れることができるかも知れませんが、短い陶酔が去った後には、結局、虚しさと自己嫌悪が残るだけではないでしょうか。

人間の生き方としては、長く続く価値を求める方が、はるかに深い満足感をもたらすということなのです。もちろん、多くの場合、価値の高低を決定するのは、そう簡単ではありません。私たちは何となく価値に高低の序列があることを認めていますが、いったいどんな基準に従って、その順位を決めているのでしょうか。

シェーラーは、次の二つをその代表として挙げています。

①持続性　ある価値がずっと続いて存在する時、つまり持続性があればあるほど、その価値は高いと言えます。愛の価値を例に引けば、成熟した愛には必ず持続性があります。もし「今だけあなたを愛する」とか「しばらくの間、私を愛して」などというのであれば、それは決して本質的な愛ではありません。

②満足の深さ　その価値を選択することで生み出される満足感が深ければ深いほど、その価値は高いと言えましょう。これは刹那的な快楽ではなくて、心の底からあふれ出る内面的な充足感だからです。

私たちは、日常生活の中で物質的な快楽を追い求めてしまうこともありますが、自分にとって真に価値の高いものは何かと、絶えず問いかけながら生きる姿勢が大切だと思います。

●学生時代の夢が現実に

また、シェーラーは「調和の時代」という新しいジンテーゼ（対立した二つの事柄を総合した概念）を力説しています。人類は新しい時代の入り口に立っていて、その時代というのは、数多くの緊張、相違および対立の統合と和解によって、特徴づけられる、と主張しました。

彼は、「様々なエネルギーと力——情緒的、性的、経済的、社会的、政治的、文化的、知的、宗教的など——の、全世界的な再配分と調整がなされるだろう」と説き、「夜明けを迎えつつある『調和の時代』では、思想、情緒、および評価の一面性は、互いに補完しながら均衡をとる新しい統合によって超越されるだろう。補完の領域は多面的である」と述べています。

それまでのシェーラーの様々な洞察は、この新しい解釈によって統合され、私の哲学的思索にも大きなインスピレーションを与えました。

子供時代に、戦争の悲惨さをいやというほど体験している私は、シェーラーの言う「調和の時代」の到来を、心から望んでいたのです。

二十代にフランスへ留学した時、ヨーロッパも「ユナイテッド・ステイツ・オブ・ヨーロッパ」になるべきではないかと一心に考えたことがありました。そして私なりに理論を組み立てて、いくつかのスピーチを行なったのです。しかし、フランス人たちにはまるで受け入れてもらえませんでした。

敗戦国ドイツからの留学生が、下手なフランス語でいくら熱弁をふるっても、説得力はほとんどなかったのです。ヨーロッパ共同体の構想など、当時の各国の状況から言って、時期尚早だったのでしょう。それにしても、スピーチそのものを無視されたことは、私にとって大きなショックでした。私の考えなど夢物語に過ぎないと、面と向かって冷笑する人もいたのです。

ところが、近年になってびっくりしたことがありました。

私は十年ごとにドイツ大使館から新しいパスポートをもらいます。パスポートにはもちろん国の名前が印されています。交換する前の私のパスポートには、「ドイツ」と書かれていました。しかし、新しいパスポートを手に入れた時、そのえんじ色の表紙の一番上には、「ドイツ」ではなくて、「ヨーロッパ共同体」と書かれていたのです。パスポートの上でも、ヨーロッパ共同体化が進んでいたのです。私はこのパスポートを手にした時、涙を流して喜びました。自分の学生時代の夢がここまで実現されたということが、本当に嬉しかったのです。

すぐに成果が上がらないことでも、何十年か先を目指して息の長い努力を続けることの大切さを改めて感じました。

マックス・シェーラーは、他にも大切なテーマを取り扱っています。

たとえば「悔恨と再生」。過去の過ちを、どのように解釈すべきかについての貴重な示唆です。

人生の各段階で人間関係に問題が起こった時、その事実を変えることはできないものの、許しを得たり、許しを与えたりして、和解することによって、新しい意味を見出すことができるというものです。

もちろん、過去の行為も、そしてその行為から生じた結果も、変更することは不可能です。しかし、行為の内面的な意味と価値は修正することができるのです。悔恨という行為により、人間は過去の生活の悪質な部分を切り捨てて、有意義なものに作り変えていくことができる。

罪を悔いて、道徳的にも精神的にも生まれ変われるというのです。

悔恨は、いわば自分の過去の生活に介入していくことです。悔恨こそ、自己再建を実現させる偉大な力だと説いたのです。

他の哲学者、倫理学者はあまりこういうテーマについて考えませんでした。日本の諺にも「後悔先に立たず」とか、「覆水盆に返らず」とか、「孝行したい時に親はなし」とか、過去に対する多くの解釈がありますが、ほとんどネガティブなものばかりです。

人間にはどうしても失敗があります。もちろん失敗は避けなければいけませんが、失敗を犯してしまったあと、「悔恨と再生」があるということに着目したところが、シェーラーのすばらしい点です。これは、後に私が「第三の人生」への考察を深める上でも、大いなる助言となっていったのです。

●何を言うかではなく、何をしたか

私の人生にもう一つの大きな転機を与えたのは、フランシスコ・ザビエルとの出会いでした。もちろん実際に会ったことはないのですが、彼の残した書物を通じて、人間としてのザビエルに大いに感銘を受けたのです。

フランシスコ・ザビエルは、皆さんが学んだ歴史の教科書にイラスト付きで登場する有名な人物ですね。教科書ふうに紹介すれば、一五四九年、鹿児島に上陸して、日本にキリスト教を最初に伝道した偉人となります。

私にとっても、ザビエルは偉人でした。その話を小さい頃、子供向けの伝記で読み、とても感動したことがあったのです。彼の姿と行動力は、まだ幼なかった私の目にも、国際的で魅力的な人物と映りました。

そして、ルドヴィコ・茨木のおかげで、日本に興味を持つようになった頃、再びザビエルと巡り会いました。高校生時代に、彼の書簡集を読んだのです。

その頃の船旅は、多くの危険を伴っていたにもかかわらず、彼は冒険精神を発揮して、アジアとヨーロッパの文化交流のパイオニアになりました。スペイン北部のナバラ王国に生まれたザビエルは、安住できる城をあとに、宣教師として、勇躍、アジアへと渡ったのです。

そして、東南アジアで知り合った日本人ヤジロウの導きによって、鹿児島に上陸し、日本での布教活動を開始しました。ザビエルは、自身の見た日本の印象を、イエズス会の仲間に宛てた手紙でこう綴っています。

私は、今日まで自ら見聞し得たことと、他の者の仲介によって識ることのできた日本のことを、貴兄等に報告したい。

まず第一に、私たちが今までの接触によって識ることのできた限りにおいては、この国民は、私が遭遇した国民の中では一番傑出している。私には、クリスチャンでないどの国民も、日本人より優れている者はないと考えられる。

日本人は総体的に良い素質を有し、悪意が無く、交わってとても感じが良い。彼らの名誉心は特別に強烈で、彼らにとっては、名誉がすべてである。

日本人は大抵貧乏である。しかし武士たると平民たるとを問わず、貧乏を恥辱だと思っている者は一人もいない。

彼らには、キリスト教国民の持っていないと思われるひとつの特質がある。それは武士がいかに貧困であろうとも、平民がいかに富裕であろうとも、その貧乏な武士が、富裕な平民から富豪と同じように尊敬されていることである。

また貧困な武士はいかなることがあろうとも、またいかなる財宝が眼前に積まれようとも、平民の者と結婚などは決してしない。それによって自分の名誉が消えてしまうと思っているからである。それで金銭よりも、名誉を大切にしている。

日本人同士の交際を見ていると、とても多くの儀式をする。武器を尊重し、武術に信頼している。武士も平民も、みな、小刀と大刀とを帯びている。年齢が十四歳に達すると、大刀と小刀とを帯びることになっている。

彼らは恥辱や嘲笑を黙って忍んでいることをしない。平民が武士に対して最高の敬意を捧げるのと同様に、武士はまた領主に奉仕することを非常に自慢し、領主に平身低頭している。これは主君に逆らうことが自分の名誉の否定だと考えているからであるらしい。

日本人の生活には節度がある。ただ飲むことにおいて、いくらか過ぐる国民である。

彼らは米から作った酒を飲む。葡萄はここには無いからである。

賭博は大いなる不名誉と考えているから一切しない。なぜかと言えば、賭博は自分の物でないものを望み、次には盗人になる危険があるからである。

彼らは宣誓によって、自己の言葉の裏付けをすることなどは稀である。宣誓する時には、太陽に由っている。住民の大部分は読むことも書くこともできる。これは、祈りや神のことを短時間で学ぶためのたいへん有利な点である。

日本人は妻を一人しか持っていない。窃盗は極めて稀である。死刑をもって処罰されるからである。彼らは盗みの悪を非常に憎んでいる。大変心の善い国民で、交わり且つ学ぶことを好む。

神のことを聞く時、とくにそれが解るたびに大いに喜ぶ。私は今日まで旅した国においてそれがキリスト教徒たると異教徒たるとを問わず、盗みに就いて、こんなに信用すべき国民を見たことがない。

獣類の形をした偶像などは祭られていない。大部分の日本人は、昔の人を尊敬している。私の識り得た所に依れば、それは哲学者のような人であったらしい。国民の中には、太陽を拝む者が甚だ多い。月を拝む者もいる。しかし、彼らは、みな、理性的な話を喜んで聞く。また、彼らの間に行われている邪悪は、自然の理性に反するが故に、罪だと断ずれば、彼らはこの判断に諸手を挙げて賛成する。

（ペドロ・アルーペ神父、井上郁二共訳「聖フランシスコ・デ・ザビエル書翰抄」より）

なんとすばらしい人間観察、洞察の力でしょう。また、日本人とは、なんてすばらしい人たちでしょう。

私は、この手紙を読み、ぜひとも日本を訪れたくなりました。

マックス・シェーラーは、抽象的な価値自体よりも、その価値を実現している人間の方が魅力的であり、その中でも特に模範的な人間が人々を引っ張ると言っています。

私は同じような魅力を、ザビエルに感じたのです。ザビエルが何を言っているかだけではなく、何をしたかという点です。

言葉だけではなく行動もそれに伴う。ザビエルとは、まさにそういう人間でした。

願わくは、私もこのような人に一歩でも近づきたい、心からそう思いました。

新約聖書におけるイエスとの出会い、そしてこのザビエルとの出会い、二つが重なって、私はイエズス会に入りいつか日本に行きたい――、そんな思いが固まったのです。

◎人間とのすばらしき出会い

●ガブリエル・マルセルの「問題」と「神秘」

成長して、大学で「哲学」を学ぶようになった私は、多くのすばらしい「師」に恵まれました。そんな学究生活の中で、私は、自分のやるべきことをはっきりと悟ったのです——。

ガブリエル・マルセル（一八八九—一九七三）は、「二十世紀のソクラテス」とも言われた偉大なフランスの哲学者です。私はミュンヘンの大学で、彼の講義を直接聴く機会に恵まれました。今にして思うと、すばらしい僥倖、なんとも幸せな経験でした。

一般には、スケールの大きな哲学者として知られていますが、同時にたくさんの劇も書き、音楽への造詣も深い、多才な人でした。

私を哲学者として「生と死」というテーマに誘ってくれたのは、マルセルだったかもしれません。

私が感銘を受けた、マルセルの五つのテーマを紹介します。そのどれもが、私の眼を新しい方向へと開かせてくれました。

① 問題と神秘

この世の中のいろいろな出来事を理解するためには、「問題」と「神秘」の二つのアプローチを区別して考えるべきだと、マルセルは説きました。

「問題」というのは、全体を客観的に眺めて、何であるかが分かればハウ・ツーで解決できるような問いかけですが、この世にはもっと深い次元があります。それが「神秘」です。

言わば「問題」は、それを問いかける私自身の外側にありますから、私たちはこうした「問題」を、知識や技術によって解決することができます。

しかし、「神秘」と向き合うには、問いかける私そのものが、問いに巻き込まれてしまうため、客観的な解決は不可能になります。「神秘」には、「問題」とは全く違う態度で、アプローチしなければなりません。

「問題」というのは、たとえば、私が講義している最中にマイクの音が聞こえなくなったとします。原因を探ってみると、マイクの電池が切れていたというような場合です。新しい電池を入れれば、問題はなくなります。技術的なノウハウで解決できるわけです。そして解決された問題は、人間の支配下に置くことができます。古来から人間はそうやって、世界の様々な状況をコントロールしてきたのです。

しかし、「なぜ四歳の妹は死ななければならなかったのか」という疑問はどうでしょう。いかに考えようとも、完全な解決などありえません。では、「私は何者なのか」という問いかけはどうでしょうか。こういう問いかけを、技術的なノウハウで解決することは不可能です。

これらは全て「神秘」の次元に属します。

神秘は、問題のように解決できない以上、人間のコントロール下に置くこともできません。神秘に対しては、支配を試みるのではなく、謙虚に開かれた心で接しなくてはならないのです。患者が入院してきた時、医者は問題としてどういう病気であるか、その病気はどの手術、どの薬で治すことができるかを、まず考えます。これは「問題」のレベルです。

しかし、病状がある段階に到達すると、「もう治らない」ということになる場合もあります。こうなると、もはや「問題」ではなく、「神秘」の次元になります。

私たちには完全に理解できない「神秘」の次元があるということを、しっかりと意識しなければなりません。

これは生き方、価値観、あらゆる面で、きっちり区別される必要のあることなのです。マルセルは、「ただ『問題』を考えることだけが重要で、それが何よりも優先されるべきことだ」という考え方が大きな間違いだということを教えてくれました。

もっともっと深いものがあるのです。「神秘」に対しては、「問題」とは違う態度が必要なのです。

例えば、愛とか自由とか人間とか出会い、苦しみ、悪、存在、誕生、生と死などは、単なる問題のレベルではなく、もっと深い、神秘のレベルです。

そして、彼が強調したかったのは、神秘に近づこうとする際の望ましい態度は、支配を試みることではなくて、素直な驚き、謙遜、畏敬、そして開かれた心である、ということでした。

マルセルは、医学については言及していませんでしたが、私は後でマルセルの考えを医学にも当てはめてみたのです。患者の病気が治る可能性があるならば、これはもちろん問題解決のレベルです。しかし、治る見込みがなくなって死を待つ状態の時は、単なる問題のレベルでは考えられないし、考えてはいけないことなのです。

私たちは、死という大きく深い神秘の前では、まず、もっと謙虚になることから始めなければならないのです。

② 存在と所有

だれでも若い頃は、「所有」というカテゴリーを重視します。マイカー、マイホーム、そして社会的地位などを得たいと願うことです。一生懸命に働いて、所有を増やしていくことが、ある種の目標になっているような傾向もあります。

しかし、生きる経験を重ねて、人生の中年期を過ぎたら、物を持つ、所有を増やすということとへの執着より、自分は「誰であるか」という「存在」の面を、もっと重視しなければいけないのです。

それまで、申し分ない幸福を約束してくれていたはずの外面的な価値は、相対的なものに過ぎなくなり、努力の重点は内面的な対象へと移行していくべきなのです。

何を持つかということの代わりに、自分自身がどんな人間であるかということの方に重点を置く生き方。所有よりも存在。それが大事だと、マルセルは説いています。

③ 内面への道

②の「存在と所有」につながることですが、年を重ねるに従い、自分の内面に目を向けることの方が、大切になってきます。

若い頃私たちは、もっぱら外に向かって行動することが多いのですが、年を重ねていくにつれて自分の心の中を覗き込む必要があるのです。

そうでないと、旧友と再会し、思い出の場所を訪ね、若き日の幸せだった過去を再現しようとしても、今は虚ろな抜け殻をさらすばかりだと、気付くことになります。ですから、人間として成熟するにつれて、「価値観の見直しと再評価」が必要になってくるのです。

老年期においては、平常心、忍耐、聞き上手、寛大さ、希望、思いやり、そういった内面的な価値を、発見していかなければならないのです。

④ 希望の哲学

たとえば「フランスの大学に留学したい」という希望を考えますと、フランス留学という「希望するもの」は、あくまで数年後の未来にあるものです。しかし、「希望すること」は今、この瞬間にできる行いです。マルセルは「希望すること」の大切さを強調しました。

また彼は、日常的希望と根源的希望とを区別しました。

日常的希望とは、「今日はいいお天気でありますように」、「明日の試験にパスしますように」などというものです。

一方、根源的希望というのは、基本的に未来にむかって希望に満ちている人であるかどうか、ということです。永遠に対する希望も、その中には含まれています。

中年期からますます大切になるのは、根源的希望、英語で言う「ファンダメンタル・ホープ」です。未来に向って、常に希望を抱くことが大切なのです。

⑤ 愛と死と永遠

マルセルは、小さい頃に母親と死別しています。第一次世界大戦中は、戦死した兵士の悲しいニュースを、それぞれの家族に伝える仕事をしていました。そして、彼の奥さんも早世してしまいました。彼の人生は、常に死の影の中で歩んだ道でした。

それから、マルセルは永遠に対する希望に、関心を持つようになったのです。

「誰かを愛すれば、その相手の永遠性を希望するようになる」とマルセルは言いました。

誰かを愛したと思っても「その人にそばにいてほしい」と思うのは本当の愛ではなく、自分の孤独の寂しさをまぎらわすための自己中心的な欲求に過ぎません。相手の都合を一切考えず、「後はどうでもいいから、今日だけ自分のそばにいてほしい」と思ったとしたら、それは愛ではなくてわがままというべきでしょう。自己満足のために、相手を利用しているに過ぎません。

真に相手の永遠性を希望するかどうかが、本当に愛を貫くことを示す試金石なのではないでしょうか。

以上、五つのポイントだけを簡潔に説明しましたけれども、マルセルから私は、哲学者としての思索以上に深い大切なことを教わった気がしています。

①の「問題と神秘」は、私が妹の死や祖父の死に直面して以来追究してきた疑問を、実り豊かな思索へと結晶させてくれました。②、③、④は、「第三の人生」やホスピス・ケアを考えるうえで必要不可欠なテーマとなるものでしたし、⑤の「愛と死と永遠」は、私の「死生学」

への探求を後押ししてくれるものでした。

哲学というと難解の代名詞のように思われがちですが、マルセルの哲学には、私たちが日常生活の中で抱く様々な疑問の根底を問い直すためのヒントがちりばめられています。

●キューブラー＝ロスの『死ぬ瞬間』

一九二六年にスイスで生まれた精神科医、エリザベス・キューブラー＝ロスは、「死生学」のパイオニアであると同時に、ホスピス・ケアのパイオニアでもあります。

“On Death and Dying” という著書を一九六九年にアメリカで出版し、爆発的な売れ行きを示しました。今でも、アメリカでよく読まれている「死」についての書物です。日本でも『死ぬ瞬間』というタイトルで、ロングセラーになりました。

キューブラー＝ロスは、末期患者二百人に会ってその心理状態を研究し、「もう治らない」と分かってから、実際に亡くなるまでのプロセスを、五段階にまとめ、患者の心理を理解しようと努めました。

私も自分の授業の中で、彼女のパイオニア的研究の成果を講義しましたが、彼女の唱えた五段階の後に、私自身のアイデアとして、六番目の「期待と希望」の段階を付け加えることにしました。

というのは、私もドイツのホスピスでしばらく働いた経験があり、ニューヨークの病院でもボランティアとして何百人もの死を看取りました。その時、主にキリスト教というバックグラウンドを持つ人の場合、最後に「再会への希望」を抱きながら亡くなっていった例を、数多く目の当たりにしたからです。

この、キューブラー＝ロスと私との共同作業とも言える、「死へのプロセスの六段階」については、第三章で詳しく解説することにしましょう。

彼女は、『死ぬ瞬間』を書いて「死」というタブーを打ち破ると、次にアメリカの性的暴力の問題に精力的に取り組みました。

一九八〇年代のアメリカでは、子供たちが大人から性的暴力を受けるケースが噴出していたのですが、現在ほど、この問題はオープンに語られていませんでした。「死」と同様に、暗部としてタブー視されていたのです。そういう子供たちの立ち直りのために、彼女は多くのセミナーを開きました。

毎日のように、彼女のもとにたくさんの手紙が届きました。子供の死や親の死に直面した人々や、性的暴力の被害者からの手紙です。彼女は一通一通に丁寧に返事を書き、電話でカウンセリングを行なうことも、しばしばだったそうです。

私は『死ぬ瞬間』以下一連の著作から大きなインスピレーションを受けたのみならず、彼女の熱意や行動力に心を打たれました。

更に彼女は、医療従事者、特に看護師への教育の重要性を説き、一年中、あちこちを飛び回り、末期医療のワークショップを開催していました。週平均で十万五千人に講演を行い、月平均三千通の手紙に返事を書きました。そしてエイズ、性的暴力と、常に深刻な問題と向かい合い、それを「挑戦」と受けとめて、たった一人で「応戦」しているのです。

私はアメリカへ行くと、よく彼女のスイス風の山荘に招かれて、手作りのケーキをご馳走になりながら、その時々の研究について語り合いました。

同時代に生きている研究者として、私はキューブラー＝ロスの存在を心から誇りに思っています。

◎開かれた心で自分と出会う

●旅人としての自己表現

人間は、永遠への旅人です。

ガブリエル・マルセルも著書『旅する人間』の中で、人生が旅であればこそ、人間はダイナミックな存在になれる、と強調しています。

私は、旅という言葉から、心の自由を連想します。現在への執着を断ち、新しい場所へ向かって歩む、心の自由です。

旅をすれば、人に出会うことになります。その出会いによって、人間の視野はいっそう広く深くなっていくのです。

ゲーテは、「心ある人にとって、最高の教育は旅の中にある」と言いました。この「心ある」という言葉は、「開かれた心」と言い換えてもいいでしょう。

旅の途中のさまざまな出会いを、開かれた心で見つめるということは、すなわち自分と出会うことなのです。

ここにひとり、電車で旅立とうとする人がいるとしましょう。

最寄り駅へ行って、みどりの窓口で「グリーン車をお願いします」と言えば、係員は「行き先はどこですか」と聞いてくるでしょう。その時に、「どこに行きたいかは、まだ分かりません。とにかくグリーン車に乗りたいのです」と答えたらどうなるでしょうか。

係員は困ってしまいますね。行き先は未定でも、とにかくグリーン車に乗りたい。すなわちこの旅人は、楽な旅行をしたいだけなのです。

人生の旅でも、「とにかくグリーン車を」と似たようなことを求める人が少なくありません。そもそも人間は、楽なグリーン車で旅をしたがる存在なのです。それはそれで結構ですが、ではグリーン車に乗って、いったいどこに行きたいかの方が大切でしょう。

そのゴールについては、あまり深く考えていない人が、案外多いのです。しかし行きたい場所が決まっていなくて、いったいどういう旅のプランが立てられるでしょう。でたらめに計画された旅は、往々にしてでたらめな結果となります。人生の旅が、果たしてそれでいいのでしょうか。

今これから、自分はどこに向かって旅をするのか、いわゆる「生きがい」や「人生の意義」について深く考えながら、旅は計画されねばなりません。はっきりしたゴールを持つことが大切なのは、至極当たり前のことです。

旅人としての自己発見、新たな生きがいを体験できるかどうかは、自分のセルフイメージにかかっています。

特に、高齢者についてはなおさらです。自分が老いてしまい、役に立たないものだ、迷惑をかけるばかりの存在なのだという、否定的なセルフイメージを持っている人は、生きがいある余生を過ごすことは難しいでしょう。

それは同時に、社会の在り方にもかかっています。社会が高齢者をただただ介護すべき対象としてだけ考えるなら、高齢者は自己価値観と生きがいを失ってしまいます。「可愛い子には旅をさせよ」という日本の諺がありますが、年齢にかかわりなく、だれでも自立して、自らの人生の旅を歩むべきなのです。

ドイツ語の生きがいという言葉「レーベンスズィン」の「ズィン」は、語源的に「道あるいは旅」という意味を持っている、ということも付け加えておきましょう。

旅人としての人間像は、東洋思想にも西洋思想にも、キリスト教にも長い伝統がありますね。西洋の文学作品の多くは、旅の物語です。ホメロスの『オデュッセイア』、ダンテの『神曲』、チョーサーの『カンタベリー物語』などが代表的です。新約聖書にも、イエスは歩き回りながら福音を伝えたとあります。こういった旅物語を読むことからも、人生の旅へのヒントが多く見つけられることでしょう。

私たちは皆旅人として、本来ゴールに向って歩む存在です。ところが、グリーン車の例のように、残念ながら若者たちの多くは、明確なゴールを設定していません。ただ、いい就職をしたいとか、金をたくさん稼ぎたいといった、目先だけの欲望を追うフラフラした旅人です。フラフラした旅人は、やがて絶望に直面することになります。希望の就職ができなければ絶望し、リストラで仕事を失えば絶望します。それでいいのでしょうか。

自分にとっての旅のゴールは何であるか。それがとても大事です。私が自分のゴールを明確に意識したのには、あるきっかけがありました。

●末期患者との三時間

まだ大学生時代、ミュンヘンで学んでいた時のことでした。病院でボランティアとして働いていたある晩、当直の医師から、末期ガン患者に付き添うように頼まれたのです。

「彼には身寄りがないので、亡くなるまでのおそらく三時間程度、傍にいてあげてください」と。

日本では、医者が最後を看取るというケースがほとんどですが、ドイツでは医者が病室にいるのは、その前の段階までなのです。「痛みがないように」というところまでは力を入れますが、それ以上は、傍にいる必要性はないと判断します。そして、臨終の際には、家族と宗教家だけが同席していることの方が多いのです。もし、ドイツの病院で夜中に患者が亡くなると、医者は次の朝に来て死亡を確認します。そんなことは、日本ではありえないことでしょう。

その三十代の男性患者は、共産主義国から、当時の西ドイツに亡命してきたので、家族は向こうに残したままでした。西側には身寄りも友達もなく、まったくの一人ぼっちでした。そして、最期の時を迎えようとしていました。

私は、いったい彼に何をしたらいいのか。もちろん救うことはできないし、癒してあげることもできないわけです。

悩みました。話をすることが大切だと考えましたが、いったい何を話せばいいのかも分からなかったからです。

日常生活の話、政治の話、テレビや新聞のニュースの話、スポーツ、私たちが毎日話しているテーマは、あと三時間で死ぬ人にとっては、まったく意味のないことです。

人生の最後に、何が本当に価値があって大切なのか、彼にとって興味のあるテーマは何か、死を目前にした人にとって、もっとも心安らかに語り合える話題は何なのか。人間にとって真に永続的な価値を持つものは何か……。私は一生懸命に考えました。

答えなんか出てくるはずもありません。私はどうしようもない無力感に打ちのめされました。

その時ふと、レコードをかけようと思い立ったのです。彼の意識ははっきりしていましたし、カトリックの信仰をもっていることが分かったので、モーツァルトの「レクイエム」を小さく流すことにしました。その頃はまだ、音楽療法という言葉はありませんでしたが、モーツァルトの美しい調べが患者の気持ちを和らげてくれるかもしれないと考えたのです。彼も「レクイエム」には興味を示してくれたので、一緒に祈ることにしました。

一生懸命に考えた末、辿り着いた答えが、実は一番当たり前とも言える答え、「祈り」だったのです。

安らかに「レクイエム」に聴き入っている彼の顔を見て、彼を支えられるものはただ、祈りしかない、そう確信しました。

同時に、この男性と共に神に祈ることで、かろうじて、私自身をも支えることができたのです。

これはそれまでの私の人生の中で、もっとも永い三時間となりました。

客観的には三時間でも、ものすごく、永く感じられたのです。人間の生とは、死とは、あれほど真剣に考えさせられた時間はありませんでした。

三十五歳の若さで亡くなったモーツァルトが、死の間際に作曲したという「レクイエム」。この曲には、まもなく死を迎えなければならないという悲しみや苦しみと同時に、死が全ての終わりではないという、永遠の生命への希望が生き生きと表現されています。

「レクイエム」が静かに流れる病室。

まさに、その時でした。私は、「将来は死生学をライフワークとして勉強しよう」と決心したのです。

末期ガン患者との出会いの三時間で、私の人生は決まりました。まさに、「カイロス」（決定的瞬間）です。

初めて出会った末期患者から、人生の宿題を出された感じでした。

私たちは患者と接する時、「この患者に何をしてあげられるか」と考えるのが普通ですが、逆に「死にゆく患者から何を学ぶことができるか」というのも、私にとって大切なテーマとなりました。

この時も、私の人生の大切な転機になりました。「死の哲学」を自分の生涯の研究課題として、死生学を究めることが、自分のゴールだと確信したのです。

●最初の著作『第三の人生』

人生の旅には、いくつかの段階があります。日本ではよく、定年を迎えた時に「第二の人生を楽しみたい」という表現を使いますね。「人生二段階説」です。

しかし日本以外の国、特にヨーロッパやアメリカでは、人生を三つの段階に分けて考える習慣が、当然のこととして普及しています。

第一の人生は教育を受けて自立するまでの人生です。生まれてからいろいろな勉強をし、経験を重ね、成熟した大人になるまでの時間です。この本で言えば、第一章、第二章に当たります。

第二の人生は社会人として働く人生です。成人して、自分の能力、適性を最大限に発揮できる仕事に就き、精を出す時期です。

そして第三の人生は、定年退職してからの人生です。私はようやくそのとば口に立ったところというわけです。

ニューヨークの大学院生時代に、アメリカの雑誌にいろいろな記事を書いたことがありました。かつて、ドイツの新聞社にも詩を送ったことがあったのですが、ドイツのマスコミは文学的なセンスを持っていないのか、私の貴重な詩を全部ボツにしてしまいました。だから今度は、自分の母国語でない英語で挑戦してみたのです。

不思議なことですが、英語で書いた記事はすべて掲載されました。アメリカの雑誌の文学的センスはさすがに高いと感じ入りました（笑）。

中でも一番反響の大きかった記事は、『アメリカ』という雑誌に載せた「グローイング・オールド・アンド・ハウ・ツー・コープ・ウィズ・イット」というタイトルのものです。日本語に訳せば、「第三の人生」となります。

しばらくすると、私のもとに多くの出版社から連絡がくるようになりました。「そのタイトルで一冊、本を書いてください」といったオファーでした。

私は大学院生でしたし、英語は母国語ではないので、外国語で一冊の本を書くことなど考えたこともありませんでした。

ところが、多くの出版社が続々と同じアイデアを出してきたのです。自分はできないと思ったことなのに、出版社はできると言ってくれました。私は以前から、「チャレンジ・アンド・レスポンス」（挑戦と応戦）という言葉が好きでしたので、これこそまさに挑戦だと受け止め、ならば応戦してやろうと考えました。

書きかけの博士論文をいったん脇に置いて、取材に精を出すことにしました。

大学はニューヨークでしたが、その時はシカゴに行きました。例のカトリックのシスターの伯母が、シカゴの老人ホームの園長になっていたからです。彼女からの招待もあり、本を書くにあたっては、実際にお年寄りに接するチャンスを持ちたいと思ったのです。

シカゴでは毎日、多くの老人たちと食事をしたり、話をしたりしながら、いろいろなテーマの質問を出したり、様々な感想を聞いて、細かくノートにとりました。大学院生の私には老いの体験はありませんが、老人ホームの現場でのお年寄りの生き方や、問題点について多くのことを学びました。

取材を済ませた後、一生懸命執筆にあたりましたが、書きあげるのに半年くらいはかかったと思います。何しろ、自分にとって最初の本ですし、外国語で書くこともあって、結構辛い思いをしました。シェーラーの価値倫理学を学んでいなかったら、おそらく途中で全てを放り出し、刹那的な満足を求めて、ビールを飲みに行っていたと思います！

しかし、本が出版された時には多くの良い反応があり、たくさんの雑誌や新聞に書評が載りました。うれしいことに、外国からも、オファーが殺到しました。

まずスペイン語の本が出、次にハンガリー語、そしてフランス語、オランダ語、中国語、韓国語、と続きました。いろいろな海賊版も出ました。インドネシアに住む姉から、「あなたのインドネシア語の本を、本屋で見つけました」と手紙が来た時には、さすがに驚きました。まったくの初耳で、インドネシアの出版社からはなんの連絡もありませんでしたから。もちろん、一円も払ってくれませんでした（笑）。結局、十五か国語に翻訳されるほどのベストセラーとなりました。

母国ドイツの出版社からも、出版したいという申し出が来ました。「ぜひドイツ語版も書いてください」というリクエストです。

その時私は、たまたま別の本を執筆していて忙しかったのと、若い時にボツにされた心の傷がまだ残っていたのとで、ドイツの出版社にだけは少しばかり非協力的になりました。そして、

「どうぞそちらでドイツ人の翻訳者を探してください」と答えたのです。出版社は翻訳者を立てて、ドイツ語版の「第三の人生」が完成しました。

しかし、考えてみればおかしな話です。ドイツ人が英語で書いた本を、翻訳者がドイツ語に直して出版したのですから。ドイツ語版での私の著者紹介は「ドイツ生まれのドイツ人」となっているのに、なぜか翻訳者名も列記されているのです。さぞやドイツの読者たちは首をかしげたに違いありません。

●もっと「励まし」を贈ろう

「第三の人生」を出版した時に一番感激したことは、実はベストセラーになったことではありません。アメリカ人の「励まし」のすばらしさに感激したのです。

出版社からの励ましや挑戦がなかったら、もちろん私に本を書く勇気はありませんでした。そして、最初の本がなかったなら、その後も書く勇気は生まれてこなかったと思うのです。

アメリカの文化のすばらしいところは、「励まし」のうまさです。日本では、「出る杭は打たれる」などと言って目立つ人は非難されることが多いようですが、アメリカ人は、お互い同士が励まし合い、讃え合うのです。先生は学生を励まし、同級生同士もお互いを励まし合います。アメリカの教育システムは世界的にも厳しいことで有名ですが、一方で人を頑張らせてしまう、その励ましにはすばらしいものがあります。

さて、『アメリカ』誌に私の記事が載った頃は、アメリカでも老人問題への関心が強くなってきた時代でした。もともとアメリカは若い国でしたが、この時代には老人も増え、経済的な負担、保険の問題、老人ホームのスタッフへの批判などが噴出し始めてもいたのです。

それでも、アメリカの社会は圧倒的に若者文化中心で、マスメディアに登場するのは若い人ばかりでした。しかし実際、ニューヨークの市街を歩くと、当然のことながらお年寄りも多いということに気づかされます。

アメリカ社会の危機は、近いうちに必ずくると感じた私は、その問題意識を喚起したくて最初の記事を書いたのです。

学問書ではなく一般向けのものでしたので、私が見たこと、聞いたことをよく考えて、自分なりのアドバイスや豊かに老いるためのアイデアを加えたことが良かったのだと思います。マックス・シェーラーの影響を受けてフランスで行なったスピーチの時とは違い、私の意見はアメリカ人たちに受け入れてもらえたのです。この『第三の人生』の中身については、第三章で触れるつもりです。

何はともあれ、本をまるごと一冊書くということは、私にとって重要な体験でした。

しかし一つ目の挑戦をクリアすると、新しい挑戦をしたいという気持ちが、沸々と湧いてきました。博士論文も本として世に問いたいという気持ちは、ここから生まれました。そして博士論文を少し書き直して後に本にしたのですが、これはアメリカの倫理部門の文学賞を貰いました。

皆さんにもひとつお勧めしたいことがあります。どうぞ周りの子供たちに、イマジネーションを使って何かを創る楽しさを教えてあげてください。皆が小説を書かなくてもいいのです。その子の好きなもの——絵画や音楽など、何でもいいのです。自分で創造することは、とても大きな喜びにつながります。そして、子供たちが、そのことで自信と生きがいが持てるように、やさしく励ましてください。

私のアメリカでの「旅」は、すばらしい出会いと励ましに恵まれました。今でも深く感謝しています。仲間同士が励ましあう友情、それによってお互いが成長できるという可能性を知ったことは、それからの私の教育者としての生活の中でも、大切なテーマとなりました。

●ガン体験から得たもの

いくらゴールの定まっている旅でも、それが旅である以上、常に危険とは背中合わせです。どんなに計画をきちんと立てたとしても、どれほど穏やかな旅路に見えたとしても、避けることの出来ない危機は必ずあるのです。

——と、今ではきちんと書ける私ですが、あの時ばかりはそうではありませんでした。「避けることの出来ない危機が必ず存在する」ということを、すっかり失念していたのです。

旅人である私に、最大の危機が訪れたのは一九九五年の春のことでした。

上智大学では、年に二回、健康診断の検査があります。その検査ではどこにも何も異常がなかったのですが、たまたま別の検査をした時に、それは見つかりました。大腸ポリープでした。小さいポリープはすぐにカットしてもらいましたが、大きいのもありましたので、オーストラリアのホスピス視察に行っている間に、大腸の細胞診を頼んでおいたのです。

東京の主治医から、滞在先のホテルへ電話で知らされたのは、「悪性のガン細胞が見つかった」ということでした。

日本へ戻って、すぐ手術を受けるようにと勧められました。

帰国途中、私は、とても複雑な気持ちでした。

上智大学の近くにある東京女子医大には、毎年講義に行き、ガンの告知方法、末期患者への援助など、医者や医学生、看護師たちにいろいろな話をしてきたのに、その私自身が悪性のガンだなんて、格好が悪いという気持ちもありました。また、正直に言えば、まさか自分がガンに罹るとは、これっぽっちも思っていなかったのです。あれだけ多くの患者さんたちと話をしていながら、自分だけは平気だろう——そんな根拠のない楽観的な考えを持っていたのです。

でも、仕方ありません。私は、女子医大付属病院に入院して、大腸ガンの手術を受けることにしました。

入院した時、私には二つの大きな不安がありました。ひとつは、自分のライフワークである「死生学」の研究が未完成であること、もう一つは、まだまだやらなければならない具体的な計画があることでした。当時、二冊の本の原稿も、約束しただけでまだ仕上がっていませんでした。私のように、神父ですから家族を持たず、神に仕える身の人間であっても、それはそれで独特の不安があるのだと分かったことは、大きな発見でした。

医療関係者たちは、「ガン患者というものは、例えばこういった類のことを心配するんじゃないか」というふうに、類型的に考えがちですが、そうではありません。患者の心理は、とても個性的なものなのです。

ただ長く生きたい、とは思いませんでしたが、自分のライフワークが未完成のままで死ぬのは辛い気持ちでした。

一方、医師は、転移しているかどうか分からないので、大腸を少なくとも十センチは切ると宣言しました。ますます不安になりました。

旅人デーケンは、志半ばで倒れるのかなと、投げやりな気持ちさえ生まれていたのです。

その時、それまでの自分の「死生学」研究と、実際の体験との違いの大きさを痛感しました。

これればかりは、体験しなければ分からないことでした。

患者である私の心は、医師や看護師や検査技師たちの、ちょっとした動作や顔の表情にも敏感に反応しました。患者は、どんな些細なことにでも過剰な不安を感じてしまうことを、身をもって知りました。

点滴は、少しもおいしくないとわかりました（笑）。私たち人間の大きな楽しみは食べること、飲むことです。食べることもできず、飲むこともできず、ただ点滴で生かされているのは、たいへん悲しいことでした――。

手術が成功し、一応完治した今、当時の心境を振り返りますと、不思議なパラドックスを感じずにはいられません。もう二度とガン告知は受けたくないという気持ちと、一方であの体験があって良かったという気持ちです。

検診を受けてガンの可能性が指摘され、そしてガンと分かり、手術して闘病生活に入る。その約四か月間の様々な感情の揺れ動きは、私の研究に貴重な示唆を与えてくれたのです。

ガン患者の方に会う機会は今でもとても多いのですが、自身がガン切除手術の体験をしてから、患者同士として、多くの方の苦しみに前より共感できるようになったと痛感しています。本の知識や頭で考えることとは、何かが違うのです。

今は、同じ体験をしたからこそ、ガン患者の苦しみに、すっと感情移入することができ、親身になって寄り添えるように思います。全ては、私の人間的な成長のために、必要なことだったのです。

第三章　より良く「死」と向き合うために――「死生学」とは？

死は、誰にでも確実に訪れます。人間の死亡率は百パーセントだからです。自らの死に直面することもあるでしょう。身近で大切な人を亡くすこともあるでしょう。そんな時どうすればよいのか？　そのための学問が「死生学」です。誰もが経験することですから、難しいものではありません。そして、「死」について学ぶことによって、同時に生きることの尊さも再発見できるのです。

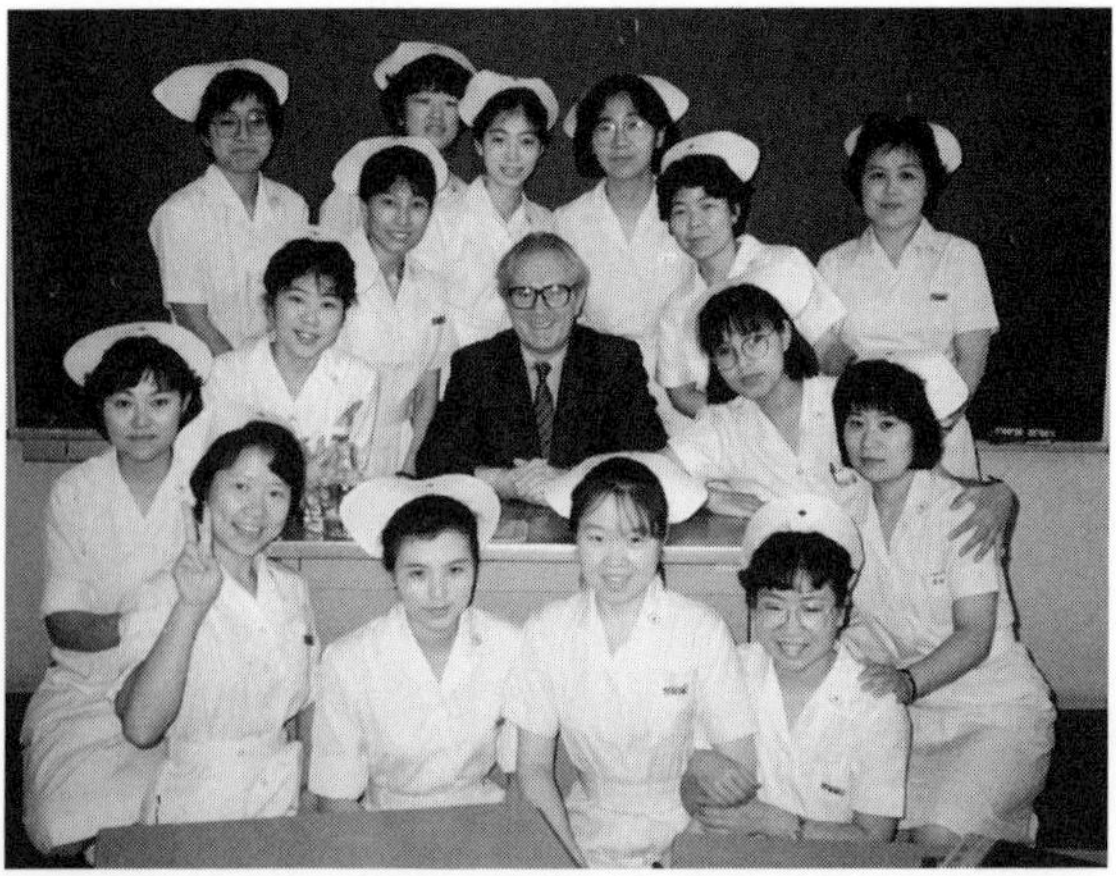

日赤看護研修所で　講義の後に記念写真

◎その人らしく老いるために

●「死」から目を背けずに

ここまで、私の「生と死」に関わる様々な出来事や出会いを綴ってきました。

その結果、死生学を生涯の仕事とする私がここにいる、ということは、もう皆さんご存じの通りです。

この章では、「死生学」の持つ意味、そして、私たちが、より良く死と向き合うためには、いったい何をどうすればいいのか、そしてどうやったら、「死への恐怖」から解放されて、悠々と歩き出すことが出来るのだろうか、というあたりについてお話ししましょう。これは私の七十年の人生の、いわば総決算でもあります。

死生学は、死に関わりのあるテーマに対して、総合的に取り組む学問です。「死」はギリシア語で「タナトス」ですから、その学問《ロゴス》という意味で「タナトロジー」と言います。「死学」と訳すのが普通なのかもしれませんが、私はあえて「死生学」と翻訳して使っています。生と死は、どちらかだけで存在するものではなく、決して切り離せない表裏一体のことだからです。

長い人生において、最大の試練は、「死」に直面することではないでしょうか。二十世紀ドイツの有名な哲学者、ハイデガーがいみじくも定義したように、人間は皆「死への存在(Sein zum Tode《ザイン・ツム・トゥーデ》)」であり、この世に生を享けた瞬間から、死に向かって歩き続ける旅人なのです。

しかし日本では、戦後長らく「死」をタブー視する風潮が強く、そのための教育は全く存在しませんでした。前述の通り、米国から帰国後の私が、「死の哲学」を開講しようとすると、周りから止められたくらいでしたから。

しかし、死生学によって「死」について学んでいれば、同時に生きることの尊さも発見できるのです。

長年、上智大学で「死の哲学」の講座を担当してきましたが、死に対する学生たちの積極的な関心には驚くべきものがあります。また多くの講演会などでの反応も併せて考えますと、死生学に対する社会一般の潜在的ニーズは、日本でも決して小さなものではないことが分かります。

死は、誰にでも確実に訪れます。人間の死亡率は百パーセントです。

もし、「死」という次元をないがしろにするなら、今日の人生、今ここに生きている人間を真に理解することも、不可能ということになります。死とは将来に起こる問題ではなく、今日直視しなければならない重要な課題なのです。

●中年期の「八つの危機」

多くの人間にとって、切実に考えたくないことですが、「死」も「老い」もいきなり訪れるものではありません。中年期、老年期を通じて、徐々に背後から忍び寄ってくる存在なのです。死は、人生の旅を行き当たりばったりに生きている人にとっては、ある日いきなり襲いかかってくるように思えるかも知れませんが、よく考えながら人生を歩んでいる者にとっては、遠くに見えていながらだんだん近づいて来る、つまり多少なりとも心の準備を整えられる相手なのです。

では、自分らしく死を迎えるにはどうしたらいいのでしょうか。

それは、人生の折り返し地点を過ぎたあたりから、果たしてどういう準備をして待ち受けたらいいのか、その点を認識することが重要になって来ます。

準備の最初のステップとして、まず、中年期の「八つの危機」について、ご説明しましょう。

中年という言葉には、どこか「くたびれた」というイメージが付きまとっているように思えます。仕事に家庭に、若い頃からエネルギッシュに走ってきたため、人生の中盤にきていささか息が上がっている、そんなマラソンランナーのようです。

中年期にさしかかった誰もが感じるような心情を、思いつくままに列挙してみましょう。

「気が付いたら人生の折り返し点を過ぎてしまった……」

「仕事がさっぱり面白くない」

「同僚と付き合うのも億劫だし、妻や子供との時間も楽しくない」

「なんのために生きているのか、時どき分からなくなるんだ」

「ちょっとしたことでも、すぐにクヨクヨ考え込んでしまうの」

「若い頃のように、やる気が湧き出てこない」

「上司や同期の葬式に出ることが多くなったな……」

「コメディ映画を観ても、素直に笑えないのよ」

よく耳にする「ぼやき」ですね。誰にでも、いくつか身に覚えがあるのではないでしょうか。

もしそうなら、「中年期の危機」が、皆さんにもひたひたと忍び寄っているものと考えられます。実は今の八項目は、中年期に特有な「八つの危機」の典型的な現れなのです。

豊かで健やかな「第三の人生」、そして「良い死」を迎えるためには、中年期の過ごし方がとても大切になってきます。中年期の危機に上手に対応しておくことで、放っておくと将来大きくなりがちな問題を、穏やかに乗り切れるのです。中年期の「危機」に対し、知識とやる気で「応戦」する姿勢が必要なのです。

「八つの危機」とはどういうものなのか。まずは、しっかりと知ることから始めましょう。

「敵を知り、己れを知れば、百戦危うからず」です。以下、詳しく考えていきます。

① 時間意識の危機

若い時には誰でも、ふんだんに時間があり、人生は果てしなく長いと考えています。余裕があるわけです。ちょうど夏休みが始まったばかりの小学生の心境に似ているかもしれません。ところが中年期にさしかかったある日、突然、自分の人生はもう半分過ぎてしまったことに気がついて愕然とする人が多いのです。残りわずかな夏休みの終わり頃、宿題の山を前に頭を抱えている小学生のように……。

ご存じのように、日本人の平均寿命は世界一長くなりました。二〇〇二年現在、男性は七十八・三二歳、女性は八十五・二三歳まで長生きします。大正十年には男性が四十二・一歳、女性は四十三・二歳でした。この八十年ほどの間にたいへんな伸びを示したわけで、日本の男性は今、ドイツの男性よりも長生きします。私は四十年来日本にいますから、長生きの恩恵に与れそうです。日本に来て本当によかったと思います(笑)。

さて、顕著なのは、平均寿命の男女差の広がりです。大正時代にはたった一年でしたが、現在は七年くらいの差になっています。女性の方が元気で長生きですね。こうした平均寿命の驚異的な伸びにつれて、中年期の概念も変わってくるわけです。

いったい中年期とは、何歳から何歳までを指すのでしょうか。

四十の声を聞き、これから説明する諸々の危機に思い当る時が、中年期だと解釈していいと思います。

四十歳というと、大正時代には、もうあと何年生きられるかという年齢だったわけですが、現在ではまだまだ四十歳。有意義なことを始める時間は十分にあると考えられる年代です。

しかしその一方で、やはり四十歳になったという意識は、もう人生の折り返し点を過ぎたという感慨を抱かせます。自分の人生を振り返り、青春時代に思い描いた夢と実際に成し遂げたことのギャップの大きさや、残された時間の少なさなどを考えて、パニック状態に陥る人も少なくないのです。

中年期というのは、こうした時間意識の変化を、人生の一つの挑戦と見なして、積極的に対応し、応戦することが求められる時期なのだと思います。

時間には、客観的な時間と主観的な時間の二種類があります。

好きな人と一緒に過ごす二時間はあっという間に過ぎてしまいますね。楽しいことに夢中になっている時間は、主観的には非常に短く感じられます。ところが、にわか雨でずぶぬれになりながらバスを待っているとしたら、それが三十分間であってもたいそう長く感じるはずです。

時間には客観的に計れるものだけでなく、自分の感覚でとらえる主観的な要素の濃いものがあります。こうした違いをはっきり認識して、今後のより良い生き方の方向を見いだすことが、中年期からの時間意識の革命です。

私は、毎年のように、ヨーロッパやアメリカのホスピス視察ツアーのコーディネーターとして、各地のホスピスを視察しています。また、個人的な研修のために、いくつかのホスピスでカウンセリングにも従事しました。ホスピスに入るのは、余命が六週間くらいになってからの人が多く、若い末期ガン患者もたくさんいました。

ホスピスで、私は時間意識の大切さを改めて感じました。あと六週間の命しかないと分かっていながら、多くの患者は実に生き生きと創造的に過ごしていました。詩をつくったり絵を描いたり、自分の生きてきた命の証しとして、何かを遺そうと懸命でした。残された時間が限られているからこそ、その貴重な時間を有意義に使おうとしている姿はたいへん感動的でした。

前にも触れましたが、ギリシア語では、時間の概念をクロノスとカイロスに区別します。クロノスは河の流れのように過ぎ去っていく日常的な時間のことですが、カイロスは二度と来ない決定的な瞬間を言います。時間の貴重さを意識して、カイロスという唯一の機会をしっかりつかむことができれば、人間として一段と大きく成長することが可能です。深みのある、真に人間的な出会いも、このカイロスから生まれます。

今までの時間意識を変革し、自分の人生のカイロスに対してためらわずに進むこと、これが第一の時間意識の危機と挑戦に対する、良き心構えではないかと考えます。

② 自分の役割意識の危機

数年前の夏、私は久しぶりに生まれ故郷の北ドイツの町に帰りました。ちょうど卒業した高等学校の創立七十五周年にあたり、その祝賀会での記念講演を頼まれたのです。

たくさんの恩師や友人と再会しました。その中の一人、ある同級生の女性は内科医として忙しく働いていました。私は少し驚きました。彼女は学校を出るとすぐに結婚して家庭に入り、三人の子供を産んだと聞いていたからです。

彼女は三人の子供を立派に育て上げてそれぞれの道に進ませました。そして、子育てが終わって夫婦二人だけの生活に戻ったある日の夜、夫に自分の決心をこう告げたのです。

「結婚から三十年以上、私は主婦として働いてきました。あなたもそろそろ定年ですね。あなたは園芸や料理が好きなのに、仕事が忙しくて趣味に費やす時間がありませんでしたね。これからは役割分担を交替しましょう。あなたは家の中で、私は家の外で働くのです。私は医学部に入って勉強を始めようと思います。医者になってもっと社会に尽くせる仕事につきたいのです」と。

そう打ち明けられた時の、夫のびっくりした顔を想像してみてください。

彼女の夫は高等学校の教師でしたが、妻の意見を聞き入れて、定年退職したあとは、家庭の主夫として家事に専念しています。彼女の方は数年後に医師の資格をとり、町でも評判の良い女医となって活躍しています。これは四十年前にはとても考えられないことでした。

「人間は社会的な動物である」とアリストテレスが言ったように、多くの人は中年期までに、社会的に一つの役割を果たします。

男性はひとかどの職業人になることが多いでしょう。二十代で就いた職業が円熟期を迎え、いわば働き盛りです。結婚して家庭に入った女性でしたら、子供は大学生になるか独立するかしていて、子育ても一段落というところでしょうか。

子供の教育が終わった時、まだ四十年はたっぷりある自分の後半生をどう過ごしたらいいか——今まで通りに生きるのか、何か新しい価値観のもとに生きるのか——これも中年期からの一つの大きな危機であり挑戦なのです。主婦から医者に転身した例は、危機に対する大いなる応戦だったわけです。

現代は、中年期、老年期と年代が進むにつれて、また新しい役割意識を模索する必要がある時代です。決まり切った役割意識に固執するのではなく、この危機からの挑戦に正面から応戦していけば、それは新しい生きがいの探求と結びついてくるのです。誰もが健やかに長寿をまっとうしたいと考えますが、生きがいという点から見れば、ただ長く生きることより、どれだけ意義のある人生を送ったかのほうが大切だからです。

③　対人関係における危機

中年期になり、対人関係がスムースにいかなくなったという経験は、誰にでもあります。古くなったゴムホースが弾力を失うように、人間も歳を取るにつれて、どうしても協調性や柔軟性が失われてくるからかもしれません。持ち前の頑固さに磨きがかかってしまう人も多いのでしょう。

人生の伴侶、夫婦の間でも同じ危機が考えられます。現在、世界中で中年期からの離婚率は急激に高くなっていて、とくにロシアやアメリカでは非常に高率になっているようです。これも中年期特有の対人関係の危機の一つの現れです。

他人と協調することが次第に億劫になり、やがては孤独に近い状態に陥ることも珍しくありません。

ひとりぼっちになることはたいへん辛い状況ですが、何よりも、家族と一緒にいながら協調できないという孤独の方が、より深刻なものでしょう。いわゆる「家庭内離婚」、「家庭内別居」と呼ばれる状況です。

ヘルマン・ヘッセの詩に、「霧の中」という作品があります。

霧の中をさまようのは、何と不思議なことだろう
木も石もみな孤独
どの木も他を見ることなく
どれもみなひとりぼっちだ

まだ私の生活が光に満ちていた時
私の世界には友人があふれていた
今、霧が立ちこめて
もう誰も見えない

まことに、暗闇を知らぬ者に
賢人はない
暗闇は逃れ難く、またひそやかに
人を他のすべてより切り離す

霧の中をさまようのは、何と不思議なことだろう
生きるとは孤独なこと
人は誰も他を知らず
誰もみなひとりぼっちだ

（「霧の中」　騎西潤　訳）

この詩には、中年期の孤独に通じる心境が、しみじみとうたいあげられていると思います。

私たちは、ライフ・サイクルの中で、毎日のように様々な出会いを体験します。とかく若いうちは、相手の社会的地位や利用価値などを尺度とする、機能的アプローチで他人を評価しがちなものです。たとえば本を買う場合、本屋の店員は「本を売る」という機能さえ果たしてくれれば、その人の人格などはどうでもいいわけです。これはコンピューターを使う場合と同じようなアプローチ方法で、本来、機械などに求められる対処法を、無意識のうちに人間関係にも働かせてしまうというわけです。よく若い人たちは、「彼は使えないヤツだ」などという表現をしますが、これはまさに機能的アプローチで人間をとらえているからなのです。

しかし中年期になると、しだいに機能的アプローチの底の浅さ、味わいのなさに気づき、本当に深いアプローチ、つまり「人格的アプローチ」を目指すようになるでしょう。

「この人に会う」というのは、「この人」以外に目的はなく、会うこと自体が全てになるのです。

私たちは、ある人間を自分のために利用するのではなく、その人の人格とより深く出会うためのアプローチをこそ、目指すべきなのです。それは、真の友情を育てることにも通じると思います。

④　価値観の危機

若い時にはどうしても、仕事の業績を上げること、地位の獲得、財産の確保に大きな価値を置きがちです。他人を押し退けてでも、目的に向かって走ることしか頭にない時期もあります。また、それが社会的にも評価されるものだったりするわけです。

しかし、懸命に努力してある目標に到達してしまうと、満足感と共に一種の虚しさを感じる人も多いのではないでしょうか。それまでの価値観では満足しきれない自分に気がつく瞬間です。

この価値観の危機も、人生の一つの挑戦です。中年期からのこの挑戦に対しては、「価値観の見直しと再評価」が効果的な応戦のステップとなります。

価値観は、時期や立場によってそれぞれ異なって当然なのです。

中年期以降は、時どき自分の価値観を再考し、はたして自分の人生の真の目的は何なのかと、もう一度問い直してみる必要があるのです。

たとえば、今の日本では個人の家庭生活よりも企業の利潤追求の方が優先されていますが、ドイツではまったく正反対です。私の弟は故郷の町で小さな会社を経営しています。子供が四人いる普通の家庭ですが、その生活ぶりを見ますと、日本とあまりに違うのでびっくりします。

夕方五時になると社員は全員さっと帰宅します。どんなにたくさんの仕事を抱えていても残業はしません。また翌朝八時から働けばいいと考えています。もちろん、残業すればお金は稼げるでしょうが、それよりも家族そろって夕食をとることの方が大切なのです。生活するための資金は必要だが、家庭を犠牲にしてまで働くことはない、人生はいつも個人の生活を中心に考えたい、というのが多くのドイツ人の価値観です。

かように、人間の価値観は実にさまざまです。そして中年期からは、今までの自分の価値観を振り返って考え直すことが、一つの重要な課題になります。

そのためには、現在、自分が大切だと思うことを、十項目くらい挙げて優先順位をつけてみるのも一つの方法です。

仮に、四十代のサラリーマン男性が、次のような十項目を挙げたとしましょう。

一、家庭の団欒《だんらん》
二、自身の健康
三、家族の健康
四、仕事
五、息子の進学
六、貯蓄
七、ゴルフ
八、世界平和
九、日本経済の復興
十、新車の購入

項目を書き出したら、自分はこの一週間のうち、それぞれの価値のためにどれだけ時間を使ったかを振り返ってみるのです。

さて、サラリーマン氏がもっとも価値を置いた「家庭の団欒」。そのために彼は何を実践したでしょうか。休日に一家揃ってのハイキングを企画したのでしょうか。子供たちから日頃の学校生活の内容を詳しく聞いて、家族でディスカッションする機会をつくったのでしょうか。

家族と散歩したり語り合ったりする時間が、ゴルフに費やす時間よりも少なかったのなら、「家庭の団欒」を一位に挙げるのは間違っているということになります。一位はゴルフです。しかし、それでいいのでしょうか。自分が一位と考える「家庭の団欒」という価値を改めて優先させるために、今までの生活様式を変更する必要があるのではないでしょうか。

もし、昼食も夕食もそっちのけで仕事に忙殺された一週間であれば、その週の価値順列は、自分の理想とは程遠いことになります。

このように、年に何回かでも自分の価値観を見直して、新しいライフ・スタイルを創造していくのは非常に有益です。とくに中年期からの価値観の危機を乗り越えるために、とても有効な方法と言えます。是非、実践してみてください。

⑤　思いわずらう危機

年齢を重ねて身体の自由が思うようにならなくなってくると、とかく無用な不安や思いわずらいが増えてきます。

朝から晩まで、健康に関する不安、将来に対する不安であれこれと思い悩む。これが「思いわずらう危機」です。それによって、貴重な精神的エネルギーをどんどん消耗してしまうのです。

この危機からの挑戦に対して肝要なのは、自分でコントロールできることと、自分ではどうにもならないこととの区別を、はっきり認識することです。

自分にできることならベストを尽くしますが、そうでないことについては、思いわずらわない——これが私の人生の原則です。明日の天気のことを気に病む人もいるようですが、私の天気に関するスローガンは「晴れてもアーメン、雨でもハレルヤ」です。

カトリックには、中世から続く「希望への祈り」があります。

「神よ、私に変えられないことは、そのまま受け入れる平静さと、変えられることは、すぐそれを行う勇気と、そして、それらを見分けるための知恵を、どうぞ、お与え下さい。」というものです。

たいていの人は、自分の力ではどうにもならないことをくよくよ思い悩んでいます。私たちの思いわずらいの実に九十五パーセントまでが、不必要な心配であると言ってもいいくらいです。そのために無駄に消費されるエネルギーを考えてみてください。

不必要な思いわずらいから解放されるだけで、どんなに大きなエネルギーを、自分の人生を充実させるために使うことができるか分かりませんよ。

新約聖書の山上の説教で、イエスが美しい言葉で勧めているとおりです。

「……思い悩むな。……空の鳥をよく見なさい。……野の花がどのように育つのか、注意して見なさい。……明日のことは明日自らが思い悩む。その日の苦労は、その日だけで十分である」（マタイ福音書　六章二十五—三十四節）

この精神で生き抜いたアッシジの聖フランシスコのように、私たちも限りあるエネルギーを、毎日、積極的に生かして使っていきたいものです。それがこの思いわずらう危機という挑戦に対する、最も効果的な応戦だと思います。

「挑戦と応戦」については、後の「生きがいの探求」の項で更に詳しく言及することにいたしましょう。

⑥　平凡な人生の危機

中年期以降の私たちの人生は、毎日が同じようなことの繰り返しになりがちです。

仕事も家庭も、判で押したように平凡な生活が続いていくと、しだいに生きる意欲や喜びが感じられなくなってきます。安定した日常は、やがて倦怠や怠惰を生む危険性もありますし、これがもう自分の限界ではないかと思うと、無気力なあきらめにも陥りかねないのです。これも、中年期からの落し穴の一つです。

この危機に対応するには、自分の中の潜在的能力《ヒューマン・ポテンシャル》の可能性を開発することが肝要です。

みなさんは、自分の中の潜在的能力を何パーセントくらい開発しているとお考えですか？

ほとんどの人間は、自分の持っている創造的能力を十分に発揮していないのです。これにはいろいろな説があります。

スイスの心理学者ユングは、

「普通の人間はだいたい自分の潜在的能力の五十パーセントくらいを開発して、あとの半分は置きっぱなしにしている」

と、やや楽天的な意見を述べています。

しかし、アメリカの学者の見解はもっと厳しいものです。心理学者ウィリアム・ジェームスは、

「私は今まで、自分の潜在的能力の十パーセント以上を使っている人間に会ったことがない」

と言っています。

同じアメリカの社会人類学者、マーガレット・ミードは、平均六パーセントしか発揮していないと言い、オットーという心理学者は、五パーセントが普通だと主張しています。

いずれにしても、ほとんどの人間が、未開発のままの潜在的能力をたっぷり持っているということになります。

この潜在的能力の可能性を開発することが、平凡な人生の危機を乗り越えるための最良の応戦方法です。

②の「自分の役割意識の危機」で挙げた同級生の女医の話などは、潜在的能力を見事に開発した好例と言えるでしょう。四十代後半から猛勉強をして医師になったのですから。やれば、できるのです。

人生の危機的状況というのは、ある意味で私たちの潜在的能力に対する挑戦なのです。挑戦には応戦しなければなりません。

平凡な毎日の繰り返しにあきあきしたのなら、それをつぎの新しい局面を切り拓くための挑戦の始まりだと考えて、自分の潜在的能力を開発するきっかけにするのです。「そんなことはとてもできない」などと、自分で自分に限界を設けたりせず、何にでも取り組んでいく積極性が大切です。

⑦　死に直面する危機

中年期にさしかかると、自分の若さに対して持っていた自信を傷つけられる、不快な体験をいろいろと味わうことになります。ギックリ腰を起こしたり、仕事の疲れがいつまでも取れなかったりと、若い頃の生き生きとした躍動感からどんどん遠ざかっている自分を意識させられます。つまり、自分はだんだんと「死」に近付いているのだと、改めて気付かされるわけです。

同時に、会社の上司や家族、友人など、知人たちの死に遭遇することも増えてきます。

私はこの危機を、二つの側面から考えています。一つは自分自身の死、もう一つは身近な人の死に直面するということです。

まず先に、身近な人の死に直面する危機について考えてみましょう。

いつか必ず訪れる、愛する家族や友人の死によって、私たちは否応なく悲嘆のプロセスを味わわされます。

とくに配偶者を失う経験は、中高年期における最大の危機であり、苛酷な挑戦です。この悲嘆のプロセスというのは、フロイトが悲嘆の仕事《トラウアーアルバイト》と名づけたように、時間をかけてやり遂げなければならない人生の重要な課題なのです。これを乗り越えるのに、インスタントな方法はありません。

悲嘆のプロセスについては、前もって教育を受け、心の準備を整えておくことが大変有益です。自分のためばかりでなく、悲嘆の過程への理解を深めておけば、周囲の人の立ち直りまでを支えるうえでも、とても役立ちます。「悲嘆教育《グリーフ・エデュケーション》」とは、身近な人の死に直面した時のための最良の応戦手段なのです。その詳細については、もう少し後で具体的に説明しましょう。

次に、自分自身の死に直面する危機について考えてみます。

中世のヨーロッパでは、「死の芸術」というタイトルの本が数多く出版されました。死は、一つの学ぶべき芸術と考えられていたのです。

しかし、二十世紀に入ってから、世界的に急速に進行した死のタブー化によって、死は忌むべきものとして社会から遠ざけられてしまいました。これは戦争による数々の悲惨な死を体験した人たちが、死について語ろうとしなかったためでもあり、さらに医療技術の進歩が死を敗北とみなす風潮に拍車をかけたからでしょう。

そのために、私たちは死について公に語ることもできず、心の準備をする機会を失ってしまったのです。

私は今、ますます死について学ぶ必要性を痛感しています。欧米ではこの二十年ほどの間に、死のタブー化に挑戦して人間の生と死を真っ向から見据えていこうという機運が高まり、「死への準備教育」が盛んに行われるようになりました。

日本でも、ここ数年の社会意識の変化には目覚ましいものがあります。私は一九八六年を日本文化史上の一つのターニング・ポイントの年と考えています。日本でもこの年あたりを境にして、死のタブー化の時代から、「死への準備教育」の時代へと大きな転換が始まりました。

この「死への準備教育」と、その一分野である「悲嘆教育」とは、死生学の重要なテーマなので、どちらも、別に項目を立てて後で詳しく解説します。

⑧　真面目になりすぎる危機

とかく中年期からは、真面目になりすぎる人が多いようです。

真面目であることは決して悪いことではありませんが、真面目すぎるのは考えものなのです。そのまま年齢を重ねると、がちがちの「くそ真面目人間」になってしまいます。とくに社会的地位の高いお年寄りの中には、全然笑わない人が多いようです。

先日、ある社長グループの集まりで講演したのですが、私がいくら面白い話をしてもまったく反応がなかったのです。笑い声ひとつ出ませんでした。講演後、控え室で私がいささかがっかりしていると、主催者の一人が申しわけなさそうに、「私たちは軍隊でいっさい笑ってはいけないという教育を受けたので、いまだにその癖が抜けないのです」と、そっと詫びてきたのです……。

真面目になりすぎる危機を乗り越えるために、是非とも私はユーモア感覚を豊かにすることをお勧めしたいのです。ユーモアというのは、人間らしく生きていくうえで欠くことのできない条件です。

「ユーモア哲学」は、私のもうひとつのライフワークでもあるので、第四章でお話しします。

以上、「八つの危機」を考えてきましたが、誰にでも、遅かれ早かれ中年期の危機はやってきます。でも、それがどういう性質のものなのかが事前に分かっていれば、積極的に応戦することも可能でしょう。

人間は変わりつつあるものです。

中年期の危機と挑戦とは、次の新しいライフ・サイクルに向けて、自分の中に眠っている可能性を開発し、新しい創造的な考え方ができるようになるための、貴重なチャンスとも言えるのです。それを生かすか殺すかは、全てあなた次第です。

●豊かな老いを生きるために

中年期の危機を乗り越えると、いよいよ「第三の人生」を迎えることになります。では、豊かな老いを生きていくために、私たちは何をどう考えなくてはいけないのでしょうか。

「中年期の『八つの危機』」の中でも、時間意識の危機に触れましたが、第三の人生を迎えた段階では、いよいよ時間意識の改革の大切さを認識すべきです。

人間には三つの年齢があると私は考えます。

生活年齢、生理年齢、そして心理年齢です。

誕生日が来れば必ず一つ歳を取る、暦の上の生活年齢は変えることができません。誰にでも平等に訪れる年齢です。

生理年齢は自分の健康状態によって変わってきます。健康管理を大切にしている人は、歳を取っても元気です。しかし、若い時から飲みすぎ、食べすぎ、運動不足など、不規則な生活をしていた人の生理年齢は、早く悪い状態になります。つまり、生理年齢とは、ある程度コントロール可能なものといえます。

しかし、もっとも大切なのは、心理年齢です。これは自分の気の持ちようや心がけ次第で、生活年齢や生理年齢とは無関係に、いつまでも若さを保つことができるからです。

心理年齢こそは、自分で選択できる年齢です。生活年齢は八十歳、九十歳の人でも、心の中は青年の若々しさにあふれている人は、聖路加国際病院の日野原重明先生をはじめ、なんと大勢おられることでしょう。

こうした人生の大先達の生き方に、謙虚に学びながら、私たちも悠々と、自分なりの「第三の人生」を歩いていきましょう。

今日一日は大切な日。今日という日を戴いたことに感謝しながら、一生懸命に生きる。もしかしたら、明日はないかもしれない。そのくらいの気持ちで、今日一日を大切に過ごすのです。

ところで、計算すると私は、日本人の平均寿命を越えて、百三十七歳まで生きる予定になっています。それは、毎朝プールで泳ぎ、シャワーを浴びながら大声で歌を唄うからです。毎日泳ぐ人は平均寿命プラス六年、毎日歌を唄う人はプラス四年寿命が延びるそうです。さらにユーモア感覚が豊かな人はプラス五年というふうに、他にもいろいろなプラスの要素を合わせると、私は百三十七歳まで生きられることになります。半分は冗談ですが、しかし私はそうやって一日一日を精一杯エネルギッシュに生きているのです。

もうひとつ、豊かな第三の人生を過ごすためには、新しい価値観を身につけることが大切です。本章で「中年期の『八つの危機』」をクリアしてきた方なら、項目の④で、すでに実践済みのはずですが、もう一度、自分自身の価値観の見直しと再評価をすることで、豊かな第三の人生への着実な一歩を踏み出してください。

そして、死をタブー化せず、人生の締めくくりに向けて積極的に生きることを心がけましょう。三幕のお芝居を想像してみてください。主演の俳優が、一番懸命に演じるのは、一幕でも二幕でもなく、最後の三幕目ではないでしょうか。

この頃、私が自戒を込めて講演会などでよく話すのは、「第三の人生」への六つの課題についてです。「第三の人生」というのは、実はやっておくべき課題がたくさんあって、結構忙しいものなのです。

その六つの課題を、これから提案したいと思います。

●「第三の人生」への六つの課題

①　手放す心を持つ

なかなか難しいことでしょうが、過去の業績や肩書きに対する執着を手放し、新たなスタートラインに立ったつもりで、前向きに生きていくことを心がけましょう。

②　許しと和解

日本人はとくに、「和」を大切にする国民です。人生の締めくくりを迎えるにあたり、他者と和解し、人を許して精神的なわだかまりを残さないようにしたいものです。

③　感謝の表明

人生を振り返ると、自分という存在はいかに多くの人たちに支えられてきたのかが分かります。そういった事柄を謙虚に省みて、周囲の人々に感謝することが大切です。

④　さよならを告げる

死ぬというのは、新たな旅への門出ともいえましょう。旅立ちには挨拶が付きものです。きちんと別れの挨拶をしてから、次の一歩を踏み出せるようにしたいですね。

⑤　遺言状の作成

自分の死後、たとえば遺産をめぐる争いごとなどが起こらないように、法律的に適正な遺言状を作っておくことも大切です。これは、遺される人たちへの配慮であり、最後の愛の贈り物でもあります。

⑥　自分なりの葬儀方法を考える

日頃から自分の葬儀について考えておきましょう。そしてその希望や方法を、周囲に知らせておくのです。これは、遺された人たちへの思いやりの表明になります。

どうですか。皆さんの個々のケースに当てはめて考えてみてください。

そしてもうひとつ、具体的に「第三の人生」を豊かにするものとして、ボランティア活動があります。

ボランティア活動をすること、つまり、人のために無償で働くというのは、自分にとっても新しい生きがいを発見することになるのです。

アメリカに興味深い調査があります。二千七百人の男性の高齢者について、ボランティア活動をしている人と全くしていない人とに分けて、十年間追跡調査をしました。その間にボランティアをしている人が百人亡くなったとすると、していない人の死亡率はその二倍半、つまり二百五十人が亡くなったということでした。ボランティア活動をしている人の方が、長生きするという調査結果がはっきり出ています。

ボランティア活動は、活動する人自身の幸福感にもつながっています。無償で他者のために働くボランティア精神は、それをする人に「生きがい」を実感させ、生きる喜びを味わわせてくれるのです。それによって、本人の健康にも良い影響が出てくるのでしょう。

●生きがいの探求

では、肝心の「生きがい」とはどういうものなのでしょうか。考えてみましょう。

中世ヨーロッパで、パリのノートルダム寺院を建てていた時の話です。三人の労働者が汗を流しながら働いていました。三人とも同じ仕事をしているのですが、「あなたは何をしていますか」と、それぞれに尋ねてみました。

一人目は、「重い石を運んでいます。とても大変な仕事です」とぼやきました。

二人目は、「私は一生懸命働いています。家族のためです」と答えました。

三人目は、「私はノートルダム大聖堂を建てているのです」と胸を張りました。

仕事の内容は同じでも、人間として、仕事に臨む態度はずいぶんと違うものです。

私が提案したいのは、ただ狭い意味での仕事の内容でなく、もっと広いスケールで自分の仕事を評価することが大切だということです。

パリの三人の労働者は、自分が生きている間には大聖堂は完成しないということを知っていました。しかし、三人目の労働者が言ったように、自分は大聖堂を建てる協力者である、つまり意義のある大きな仕事に携わっていると知ることが、実は真の「生きがい」につながるのではないでしょうか。

生きがいのある人生とは、自分の中にある潜在的能力を開発することでもあります。

これは「中年期の『八つの危機』」でも触れたことですが、私たちはみな豊かな潜在的能力を持っていますから、それをできるだけ発揮しようと努力することは、そのまま生きがい探求への道になるのです。

私の生まれ育った町は、北ドイツでオランダに近いところでした。

ほとんどのオランダ人は、自国語のほかにドイツ語、フランス語、英語を自由に話せます。これは、オランダ人に生れつき語学の才能があるということではありません。

オランダは周囲の国と地続きですから、少しドライブすると、すぐ国境を越えて他の国に入ってしまいます。ドイツ語を知らなければ、ドイツ語圏のなかでコーヒー一杯飲むのもやっかいです。同じように、ベルギー、フランス、イギリスとどこへ行っても、言葉が通じなくては安い買い物ひとつ思うようにできないでしょう。これはオランダ人にとって、生活していくうえで切実な問題です。必要に迫られるからこそ、多くのオランダ人はだいたい四か国語くらいは話せるようになるのです。

ところがアメリカでは、あの広い国土中、ほとんど英語で通じます。この頃はアメリカでもかなり外国語教育に熱心になったようですが、私が留学した頃は英語しか話せない人が多かったのです。これは外国語を使えなければ生活できないという厳しい挑戦がないからです。日本でも、北海道から沖縄まで全部日本語で間に合います。挑戦がなければ、応戦する必要もありません。やはり何か動機づけが必要になります。

ある語学の専門家は、「人間がもし自分の脳の半分を使うならば、四十か国語をマスターすることができる」と言っています。

ドイツでも私の中学、高校は、外国語として三か国語が必修でした。私はラテン語とギリシア語と英語を取り、もう一つやりなさいと言われてフランス語も学びました。

私の場合、将来大学で哲学を研究し、古今の哲人の思索の跡をたどりたいという動機づけが十分にあったので、語学習得に応戦するのは、むしろ楽しいことでした。

潜在的能力を開発するための動機は、もちろん語学に限りません。

中高年期になって自分の平凡な生活の繰り返しが不満になったら、それを一つの挑戦として受けとめて、自分の中に眠っている潜在的能力の可能性と愛のエネルギーを引き出していただきたいのです。危機をバネとして、もっと別の新たな自分自身の可能性を目覚めさせることは、年齢に関係なく、すばらしい生きがいの探求になります。

これはまた新約聖書にあるタラントのたとえ話（マタイ福音書　二十五章十四―三十節）とも通じるものがあります。タラントは英語のタレント（テレビなどに出演する芸能人）の語源です。

私たちはみなそれぞれに、神から得がたいタラント（才能）をいただいていますが、自分自身でもその価値に気づかないで過ごしていることが多いのです。中年期に入ってから必要に迫られたために、自分でも思いがけないタラントを発揮できたという例はたくさんあります。それは、確かな生きがいにも通じます。

「驚きは哲学の始まりである」という表現があります。いつも柔軟な感受性を保って、驚きの精神を忘れないことが大切だということです。この驚きの精神が、私たちをさまざまな至高体験に導くのです。

至高体験というのは、自然や人間との出会い、音楽、美術、文学などの芸術作品との出会い、そして何よりも神との出会いによって、精神的に一段と高い境地に進むことを指します。私たちの人生はしばしば川の流れにたとえられますが、この至高体験を味わうことによって、その後の流れはさらに深く豊かになっていきます。

人生の軌跡には、二つの基本的なモデルがあると思います。その一つは、若い時にはずっと上昇線をたどりますが、中年期で一度ピークを迎えた後はもう上へは向かわず、だんだん下降してそのまま終わるというものです。これはライフ・サイクルとして非常に寂しい形です。

そこで私は、もう一つの生き方を提案したいのです。それは危機に遭遇した時、自分の殻に逃げ込まず、いつも積極的に応戦していく態度を身につけることです。それが、中年期のピークを過ぎても、全体として見れば、最後まで上昇を続けていくサイクルを保てる秘訣なのです。

皆さんもどうぞ、いつも新たな冒険に立ち向かう若々しい精神を忘れずに、毎日の生活に取り組んでいただきたいと思います。

◎「死」とは、いったいなんでしょう？

●死への準備教育

「中年期の危機」を経て「第三の人生」に進むと、やがて人生の終焉が間近に迫ってくることになります。すなわち「死」に直面する時です。

いよいよ、この最終講義の核心部分となりました。

死をめぐる学際的な課題は、近年急速に拡がりと深みを加えてきましたが、中でも関心を集めているのが、死生学の一分野である「死への準備教育《デス・エデュケーション》」です。

現代人はあらゆる問題に知的なアプローチを試み、その成果を教育によって伝え広めてきました。人間は知るという行為を通じて、さまざまな状況をコントロールしてきたわけです。

しかし死についてはどうでしょうか。死の体験が伝達されることはなく、常に未知の領域が残されるため、受け身の対応を強いられることにならざるをえません。それが死への恐怖の大きな原因のひとつになっているのです。

死への準備教育は、こうした課題に積極的に取り組みます。

「死」というテーマについても様々な教育方法を適用し、この現象をより身近なものとして考えるのです。それによって、死の意義、さらには人生の意義についても、より深い洞察が可能となり、無意識のうちに抑圧してきた、受動的な死への恐怖を意識化して、さまざまな苦悩の原因に対しても、より適切に対応できるようにするのです。

現在、アメリカでは、毎年のようにデス・エデュケーション学会が開催されています。社会人のための講座や大学内の講座が増えているだけでなく、小・中・高等学校でも「死への準備教育」のコースを提供するようになっているのです。

私の母国ドイツでも、長年にわたり多数の「死への準備教育」の教科書が編纂され、宗教の時間の枠内で、多角的に死についての教育が行なわれています。

日本の教育水準の高さは世界に誇れるものですが、残念ながらこの「死への準備教育」という面では、まだかなり遅れているようです。私たちは、人生の重要な試練——入学試験や就職など——の前には必ず教育や訓練を受けるのに、人生最大の試練であるはずの死に対しては、何の準備もしないというのは、いかにも片手落ちでしょう。末期患者を何の心構えもないまま死に向かわせるのは、社会の態度として残酷なものと言わざるを得ません。「死への準備教育」の普及は、今や社会的な急務なのです。

もちろん、こうした意識の改革はいっせいに起こるものではなく、死のタブー化の影響はまだ日本中あちこちに残っています。私がそのために味わったユーモラスな体験を、一つ二つ、お話したらきっとご理解いただけると思います。

私は上智大学の卒業生から、よく結婚式の司式や披露宴でのスピーチを頼まれます。平均すると月に二、三回はこうした機会がありますが、その時は誰でも、学生時代いかに優秀だったかと言わなければなりません。私は正直なので、たまにちょっとつらい時もありますが……(笑)。

ところで、結婚式の前には、よく二人そろって私の研究室へ訪ねてきます。そして、「先生、披露宴のスピーチのことでお願いがあります」と切り出します。

「田舎から親戚の年寄りが大勢来ますから、私たちが先生の『死の哲学』を受講したことには触れないでください」

というのが、だいたいいつもの依頼内容です。

結婚する二人としては、もし披露宴のスピーチのなかでヘンな外人の先生から、

「花嫁さんも花婿さんも、上智大学で『死の哲学』を勉強しました」

などと紹介されたら、お年寄りたちが顔をしかめるだろうと心配したのです。私も日本のおめでたい席に、死という言葉や話題がタブーだということはわきまえているつもりですが、何度も同じようなことを頼まれると、少々残念な気持ちになります。

もう一例。二十数年前に設立された「死の臨床研究会」という学会があります。毎年一回、

全国各地で大会を開き、研究発表を行います。ある年、地方の有名なホテルで開催しました。日本中から会員の医師や研究者たちが集まる大会ですから、ホテルの正面入り口に「死の臨床研究会会場」と大きく書いた立て看板を出しました。

すると三十分もたたないうちに、ホテルのマネージャーが青くなって飛んできて、すぐに立て看板をはずしてくれと言うのです。

その日は大安でした。ホテルでは他に結婚式や披露宴があったのです。その列席者から、縁起の悪い字の書かれた看板など見たくないという声が噴出したそうです。仕方なく、私たちは立て看板を引っこめざるをえませんでした。これも死のタブー化がもたらしたユーモラスな現象の一つと言えましょう。

このような死のタブー化が生活の中に根づよく浸透していると、私たちはまったく心の準備を整える機会のないまま、自分自身の死と向き合わなければなりません。

これこそ、人生最大の危機と言っても過言ではないと思います。

●挑戦としてのガン告知

今、日本でガンによる死亡率は約三十一パーセント（二〇〇一年）です。日本人の三人に一人はガンで亡くなります。そこで、患者に病名を正直に告知するかどうかが、医療関係者の間で激しい論議の的となっています。

　数年前、私は名古屋で開かれた日本癌治療学会でガン告知について講演しました。その中で私はガン告知を行う方針が望ましいと話したのですが、講演のあとで何人もの医師から、

「私もガン告知をしたいと思うのですが、日本では死のタブー化の時期があまりに長かったため、患者の側にまったく心の準備ができていないのです。だから、告知することができないのです」

と愚痴をこぼされました。

　私たちはガンになるかならないかを、自分自身でコントロールすることはできません。しかし、もしガンにかかったと分かったら、これにどう対応するかは、自分自身で決めることができます。

　ガンになったというだけで絶望的に落ち込んでしまうか、あるいは、ガンを一つの挑戦として受け止め、積極的に応戦していくかで、それからの人生は大きく違ってくるのです。

　アメリカの西部劇映画のスターだったジョン・ウェインは、ガン告知を受けてから、友人や知人に懸命に呼びかけて膨大な寄付を集めました。これを基金にして、彼の死後、ロスアンジェルスにジョン・ウェイン癌研究所が建てられ、ガンの研究や治療にすぐれた成果をあげています。

もし医師がジョン・ウェインにガン告知をしなかったら、この研究所は存在しないわけです。そしてジョン・ウェインはガンという挑戦に、見事に応戦したのです。

ガン告知は、決して死の宣告ではありません。患者に真実を告げることは、医療関係者側が最後まで患者と共に闘おうという協力態勢の表明です。そして、患者自身も、人間としての尊厳を失わず、最後まで人格的な成長を続けることが可能なのです。

死に直面する危機が、逆にもっとも純粋な形で他者に愛をささげる行為を生み、それがまた不思議なパラドックスとして、患者自身の生きがいにもつながっていく、これは紛れもない事実です。

たとえば、臓器遺贈は、キリスト教的な無償の愛の表現だと思います。遺贈された人たちの感謝の言葉はドナー（臓器提供者）の耳には届きません。もうこの世にはいないからです。しかし、顔も名前も知らない他人のために、何の見返りも求めず、自分の身体の一部を贈るというのは、このうえなく美しい人間愛の発露ではないでしょうか。

私自身も、もう何年も前からアイ・バンクと腎臓バンクに登録をしています。ドイツでは、カトリックとプロテスタントの司教団合同の倫理委員会が、一九九〇年八月、信者に臓器遺贈を勧めるための基準を配布しました。

中世のヨーロッパでは「汝、死すべきことを憶えよ」という言葉が座右の銘とされ、人々は

「ars moriendi《アルス・モリエンディ》」（死の芸術）と題された絵や書物で死への心構えを学びました。そこには、死とは時間をかけ、努力して磨きあげるべき「芸術」だという思想が見られます。

死を単に漠然とした将来の出来事としてだけでなく、現在の自分に避けがたく関わるテーマとしてとらえるなら、私たちは、時間の貴さを知り、出会いと愛の意義に目覚めることができるでしょう。

ドイツ哲学では、「文明」と「文化」の区別を重視します。「文明」とは人間の活動の物質的・技術的領域のことで、「文化」とは精神的・内面的領域のことです。「文明」では新しいものは常により良いものですが、「文化」では必ずしもそうではありません。

二十世紀は、医療技術をはじめ「文明」の大きな進歩は実現されましたが、死生観や死への対応といった「文化」の面では、かえって後退したのかもしれません。

●死の意義、生の意義

死は暗黒であり、無意味なものであり、人生の悲劇的結末だ、と思う人がいます。

確かに、死に伴う別離や苦悩を実際に経験した後に、死の意義について積極的に語れと言うのは、困難なことでしょう。

しかし、偉大な哲学者たちが死に直面して、人間の本質や生きがいと死について深い思索をめぐらしてきたという事実は、死がいかに人間の精神史上重要な役割を果たしてきたかを雄弁に物語っています。

聖アウグスティヌスは十九歳の時、友人の突然の死に遭遇して強いショックを受け、悲しみのどん底に突き落とされました。その時のことを、『告白』の中で「いまや、自分自身が、自分にとって大きな謎になってしまいました」と述べています。友人の死は、アウグスティヌスを、友情の本質、死と生きがい、などの深い哲学的思索に導いたのです。

キケロは、「哲学とは、死の意味を考えること以外の何ものでもない」と述べています。死について学ぶことは、今も変わることなく哲学者にとって重要な課題なのです。

しかし、死は決して否定的・厭世的態度でとらえられたのではなく、むしろ死と生は表裏一体として考えられてきました。モンテーニュは、「いかに死ぬかを教えられる人は、いかに生きるかも教えられる」と的確に指摘しています。

死を抜きにして生を語ることは、自らの思索を狭めることになると思います。人生の意義は、おそらく一生という広い視野に立ってはじめて発見できるものであり、その一生とは生と死を共に含んだものをいうのです。

たとえば絵画の場合、完成した作品を見ることによって各部分が重要な意味をもってきます。音楽でも、交響曲全体があってはじめて、その作品の各楽章・各小節といった細部の深い意味合いが見いだせます。これと同様に、人生も、死によって完成に導かれた生涯から、その意義が明確になるのではないでしょうか。

また、生の意義は、死を前にした時、生命の量としてよりも、生命の質としてとらえられなければなりません。いかに長く生きたとしても、人間らしく意義深い生を全うすることができなければ虚しいことです。

意義深い生涯を送ったかどうかは、より多くの愛をこの世にもたらしたかどうか、日々の努力によってこの世を少しでも温かく、住みよい場所にしたかどうかで決まると、私は思います。これはドイツの哲学者アルフレッド・デルプ神父の思想にも通じています。

私の子供時代は、第二次世界大戦の真最中でした。私が尊敬してやまないデルプ神父は、当時反ナチ運動の精神的指導者としても有名でした。三十七歳でヒトラーによってベルリンで処刑されましたが、彼はその直前に、こういう美しい文章を遺しています。

「もし一人の人間によって、少しでも多くの愛と平和、光と真実が世にもたらされたなら、その一生には意味があったのである」

私たちは皆、彼の若すぎる死を惜しみますが、おそらく彼自身は、年齢に関係なく自分の人生の意義を完結して逝ったに違いありません。その生きがいは、ナチズムの独裁から、人類を解放するための自己犠牲と固く結ばれていました。

私たちもデルプ神父の言葉を一つの指標として、毎日の生き方を反省してみることができます。今日を生きがいのある一日として送れたかどうか、夜、眠る前に自問してみるのです。

自分の人生の意味を深く考えて生きること、それが自分の役割意識の危機に対する、一つの応答ではないかと思えるのです。

●「死へのプロセス」の六段階

では、実際に死にゆく自分自身というものは、いったいどういう心理状態を辿っていくのでしょうか。我々は、まずそれから知っておく必要があるでしょう。「死への準備教育」の中でも、極めて重要なポイントです。

死に直面した人たちの心理状態を、初めて研究し分析したのが、第二章で登場したエリザベス・キューブラー＝ロスです。

彼女は、末期患者二百人に面接した体験から、死を前にした患者がたどる五段階のプロセスのモデルをあげています。その著書『死ぬ瞬間』によれば、近い将来に死が訪れるという告知を受けてから実際に亡くなるまでに、多くの患者は次のような五段階の死へのプロセスを体験します。私はそれに、さらに第六段階目を付け加えました。

① 否認

告知された患者は、まず自分が死ぬという事実を否定します。無理のないことですが、自分が死ぬということを受け入れられないのです。そして、医師の診断は誤診に違いないなどと思い込もうとします。これは自己保存本能の自然な表れと考えられます。

② 怒り

自分が死ぬという事実が否定できないことが分かると、「なぜ、今、私が死ななければならないのか」という問いかけが、怒りとともに発せられます。この怒りは看護にあたる家族や医療関係者に向けられることが多いのですが、患者は決してそれらの人々に個人的な恨みを抱いているわけではありません。この怒りは、「私は生きている！」という患者の自己主張なのです。

この時期の患者は精神的な支えを切実に必要としています。周囲の者は、忍耐と細心の配慮をもって患者に接する必要があります。

③ 取り引き

怒りが収まると、患者はせめてもう少し生き続けたいという願いから、医師、運命、神などに対して、死を少しでも先へ延ばしてくれるように交渉を試みます。いわば取り引きです。

この段階は短いながら、患者が周囲に対して最も開放的・協調的になる時期です。したがって、理性的なコミュニケーションも可能となります。できれば患者に、この機会に身辺を整理し、やりかけの仕事を片付けて、未解決の問題に決着をつけるように勧めることが望まれます。また患者が自らの人生を振り返って、全生涯を貫く意義を見出だせるように手助けすることも必要でしょう。

「人生の見直しと再評価」と呼ばれるアプローチでは、患者に生涯の出来事を見直させ、過去の生活から持ち越した葛藤の解決や、傷ついた人間関係の修復を促し、患者が過去の出来事の意味を再評価して、人生を調和と完成へ導くことができるように、援助を行います。「取り引き」の段階での人生の見直しと再評価は、患者が死への恐怖を乗り越えて穏やかな受容の段階に到達するのを助けるばかりでなく、逆に、この時期を逃すと手遅れになる危険性も大きいのです。

④　抑鬱

いよいよ近いうちに、すべてを失わなければならないという自覚が深い鬱状態を引き起こします。

この段階で何よりも大切なことは、周囲の者がなるべく患者の傍に付き添っているように心掛けることです。傍にいても何もしてあげられないという無力感を味わうのは大変つらいことですが、この時期になると見舞客の足も遠のくことが多く、患者は人々から見捨てられ、孤独のうちに死ななければならないのではないかという寂寥感に苦しめられます。何も話さなくても、ただ手を握って傍に座っているだけで、患者の精神的な支えとなることができるのです。最後まで決してひとりぼっちにしないと、患者に納得させることが大切です。

⑤　受容

やがて、患者は死が避けられないという事実を素直に受け入れようとする態度に至ります。それは絶望からくる諦めとは違い、いわば、為すべきことはすでに為し終えたと感じての休息の時です。患者は周囲に対して次第に無関心になっていきますが、対応を強いてはなりません。

⑥　期待と希望

私自身の経験によれば、特に死後の生命を信じる患者の場合は、さらに進んで、永遠性への「期待と希望」という第六の段階に達することが多いのです。例えば、天国で愛する人と必ず再会できるという希望と確信を抱く人の場合は、死にまさる生命を積極的に待ち望みながら、平安のうちに死を迎えています。

キューブラー＝ロスの研究はアメリカ人の患者を対象としたもので、日本人の患者の場合など往々にして感情表現が控え目なため、各段階の徴候――とりわけ「怒り」の段階など――を識別しにくいかもしれません。しかし、死にゆく患者は、日本人やアメリカ人やドイツ人である前に、まずひとりの人間です。最終的な死への恐怖に直面する時の反応には、本質的な共通部分が存在すると考えてよいのではないでしょうか。

これらの段階を通じて、死に直面する苦悩を乗り越えて行くところに、人生最後の段階における人格成長のプロセスがあると思います。

●悲嘆教育《グリーフ・エデュケーション》の重要性

一方、死を告知された患者の家族は、どう振る舞えば良いのでしょうか……。

私たちの多くは、自分の死の体験の前に、身近な人の死を体験します。

祖父母、父母、配偶者、時には自分の子供や兄弟など、愛する人の死が近づきつつある現実に直面すると、私たちは呆然として佇むしかありません。

身近な人の死はいつか必ず訪れることなのに、それに対する教育がまったくなかったために、どうしていいかわからないのです。

そこで、「大切な人を失った時、遺された人はどう生きるか」というテーマが、次の重要な課題となります。

これが、悲嘆教育《グリーフ・エデュケーション》です。先の「死へのプロセスの六段階」は死を告知された患者本人の心理分析だったのに対し、「悲嘆のプロセス」は遺された人が悲嘆から立ち直るためのモデルです。死への準備教育の大切な一分野として、死にゆく人の家族、友人など、遺された人たちのための教育です。

悲嘆を体験する人の多くは、悲嘆のプロセスの各段階に適切な対応ができず、結果として心身に大きな悪影響を被る場合が少なくありません。未解決の悲嘆が、数々の疾病の原因になっている可能性が高いということは、多くの医師や心理学者によって指摘されています。

ロンドンの聖クリストファー・ホスピスの顧問でもあったコリン・マレイ・パークスらによれば、五十四歳以上で妻を失った英国の男性四四八六人について調査した結果、彼らが妻の死後六か月以内に死亡する率は、同年代の既婚男性に比べて四十パーセントも高く、死亡原因の四分の三は心臓病だったということです。愛する人を失った失意のあまり死んでしまうといった話はしばしば耳にしますが、それは決して気のせいなどではなく、医学的にも実証されたものなのです。

私たちは普通、病気になってから、初めて膨大な費用と労力を費やして治療しようとします。しかし予防については比較的無関心です。悲嘆が危険な病気の原因となる可能性が高いと分かってきた以上、予防医学の観点からも、もっと悲嘆教育を重視すべきでしょう。もし、今使われている医療費の一パーセントだけでも、悲嘆教育に振り向けることができれば、結果的には、医療費の大幅な節約にもつながるのではないでしょうか。

私は母国ドイツやアメリカや日本などで、肉親と死別した多くの遺族たちに接してきました。一人ひとりの人生がそれぞれかけがえのないものであるように、悲嘆を経験するプロセスも実にさまざまでした。

しかし私はそこに、同じ人間同士として、ある程度共通のパターンが見られることに注目しました。そして「悲嘆のプロセス」を、十二段階のモデルに分析したのです。

以下、それぞれの段階と、その課題について考えていきましょう。

●「悲嘆のプロセス」の十二段階

① 精神的打撃と麻痺状態

愛する人の死という衝撃によって、一時的に現実感覚が麻痺状態になります。頭の中が真空になったようで、思考力がぐっと落ち込んでしまうのです。この状態は、心理学で言う一種の防衛機制と考えられます。心身のショックを和らげる、生体の本能的な機能です。

② 否認

死という事実を認めることを否定します。感情だけでなく、理性も死という事実を認めようとしません。「あの人が、死ぬはずがない。きっと何かの間違いだ」という心理です。

③ パニック

身近な人の死に直面した恐怖から、極度のパニック状態に陥ります。悲嘆のプロセスの初期に顕著な現象です。なるべく早く脱け出すことが望ましく、またこれを未然に防ぐことは、悲嘆教育の大切な目標の一つといってもいいでしょう。

④ 怒りと不当感

ショックがやや収まってくると、「なぜ私だけが、こんな目に合わなければならないのか」という、不当な仕打ちを受けたという感情が湧き上がってきます。ガンのように、長期間看病した場合には、ある程度心の準備ができることもありますが、急病や災害、事故、自死などのような、突然死の後では、強い怒りが爆発的に噴き出してきます。故人に対しても、また自分にひどい仕打ちを与えた運命や神、あるいは加害者、そして自分自身に対する強い怒りを感じることもあります。

⑤　敵意とうらみ《ルサンチマン》

周囲の人々や故人に対して、敵意という形でやり場のない感情をぶつけます。遺された人のどうしようもない感情の対象として、犠牲者《スケープゴート》を必要としている場合が多いのです。病死の場合、敵意の矛先は、最期まで故人のそばにいた医療関係者に向けられるケースが圧倒的です。日常的に患者の死を扱う病院側と、かけがえのない肉親の死に動転している遺族側の間に、感情の行き違いが起こる場合が多いからです。

⑥　罪意識

悲嘆の行為を代表する反応です。「こんなことになるのなら、生きているうちに、もっとこうしてあげればよかった」という心境です。過去の行いを悔やんで自分を責めることになります。

⑦　空想形成、幻想

空想の中で故人がまだ生きているかのように思いこみ、実生活でもそのように振る舞います。亡くなった子供の部屋をどうしても片付けられず、何年もそのままにしているという例はあちこちで聴きます。いつ子供が帰ってきてもいいように、毎晩ベッドの上にパジャマまでそろえておくという話もあります。

⑧　孤独感と抑鬱
葬儀などが一段落し、周囲が落ち着いてくると、紛らわしようのない寂しさが襲ってきます。健全な悲嘆のプロセスの一部分ですが、早く乗り越えようとする努力と周囲の援助が大切です。

⑨　精神的混乱とアパシー（無関心）
日々の生活目標を見失った空虚さから、どうしたらいいか分からなくなり、あらゆることに関心を失います。

⑩　あきらめ――受容
「あきらめる」という言葉には、「明らかにする」というニュアンスが含まれています。自分の置かれた状況を「あきらか」に見つめて受け入れ、つらい現実に勇気をもって直面しようと

する努力が始まります。

⑪ 新しい希望――ユーモアと笑いの再発見

悲嘆のプロセスをさまよっている間は、この苦しみが永遠に続くような思いに落ち込むものですが、いつかは必ず、希望の光が射し込んできます。こわばっていた顔にも少しずつ微笑みが戻り、ユーモアのセンスもよみがえってくるのです。

ユーモアと笑いは健康的な生活に欠かせない要素です。その復活は悲嘆のプロセスをうまく乗り切ったしるしとも言えましょう。

⑫ 立ち直りの段階――新しいアイデンティティの誕生

そして、立ち直りの段階を迎えます。しかし、愛する人を失う以前の自分に戻るということではありません。苦悩に満ちた悲嘆のプロセスを経て、新たなアイデンティティを獲得し、より成熟した人格者として生まれ変わることができるのです。

悲嘆を経験する人のすべてが、これらの十二段階を通過するわけではありません。また、必ずしもここに挙げた順序通りに進行するとも限りません。時には複数の段階が重なって現われたりするということを、覚えておいてください。

●悲しいのは自分だけじゃない

私はここ何年か、上智大学の「死の哲学」の講義の中で、毎年一回、死別体験者の方に頼んで、自分の体験について話してもらっています。若い人から高齢者まで、いろいろな年代の方に、家族を交通事故や病気、自死などで喪った、さまざまな死別体験についてです。

学生たちはたいへん真剣にその方々の体験談を聞いて、きわめて真摯な反応を示します。

日本の中学校や高校などでも、いつか必ず訪れる、愛する人との死別体験についてきちんと教え、心の準備をさせるべきでしょう。苦しい体験をする前からそうした危機について学んでおけば、より早く立ち直ることができるからです。

多くの人は、悲嘆のプロセスについて、何も知らないまま、「自分だけがこうなってしまったのだ」と考えて落ち込みます。しかし、「こう感じるのは誰にでもあることだ」、「こうした気持ちになるのは自分だけじゃない」ということが分かっていれば、もっと上手に立ち直ることができるはずです。

このプロセスを知らないばかりに、あるひとつの段階、たとえば医者に対する「怒り」の段階で、ずっと止まったままの人は、思いの外たくさんいます。

医療ミスで父親を亡くした娘さんがいました。父親は間違った薬を点滴されて亡くなりました。点滴をした看護師は間違いを認めて謝ったものの、主治医は医療ミスはなかったと言い張り、病院長からも医療ミスはないと言われました。当然、彼女は怒りました。父親が医療ミスで殺された怒りと、それ以上に医者や病院の態度に怒りを感じたのです。このままでは、何年も怒りの中で生き続けていかなければなりません。彼女のケースには、カウンセリングが必要でしょう。

また、立ち直りの段階までには、少なくとも一〜二年くらいはかかります。インスタントに立ち直る方法はありません。この立ち直りまでの期間は、いろいろな要素によっても変わってきます。

たとえば亡くなった人との関係です。いい関係だったのか複雑な関係だったのか。そして死に方も大きな要素です。私の幼い妹のような静かな死のあとは、遺された者の立ち直りも早いのですが、連合軍に射殺された祖父の死については、私たち家族は何年たっても怒りを感じたままでした。

とりわけ遺された人たちの感情を複雑にしてしまうのは、自死によって遺された場合です。家族を自死で亡くすと、「自分を見捨てて死んでしまった」という怒りと、「もう少し温かく接していたら、自殺しなかったかもしれない」という自分への罪意識が特に顕著になってくるのです。

また、戦争によってもたらされた死も、さまざまです。たとえばアメリカの戦死にはふたつのパターンがあります。

第二次世界大戦で主人や息子を亡くした家族は、「立派な死だった」と考え、肉親の死にプライドを感じていました。したがって早く立ち直ることができました。

しかし、ベトナム戦争や最近のイラク戦争などのように、社会的にさまざまな批判がある戦争の場合は複雑です。遺族が立ち直るまでには、多くの時間がかかります。

日本でも、池田小学校事件やオウム真理教によるサリン事件などの後では、遺族の立ち直りまでのプロセスが大変長くかかっています。

多くの人は、悲嘆の体験を単に受動的に堪え忍ぶだけのものと受けとめていますが、悲嘆のプロセスは能動的に達成されるべき課題であり、それをなし遂げるには、本人の積極的な心構えと意欲、そして周囲の人の温かい支えが何よりも大切です。

悲劇的な体験は、人から人生の希望と喜びを奪い、残りの一生をうらみのうちに過ごさせることもまれではありません。しかし、同じ体験を自らの成熟への道とすることもできます。

「大きな苦しみを受けた人は、うらむようになるか、やさしくなるかのどちらかである」というアメリカの著述家、ウィル・デューラントの言葉が示すように、悲劇から何を引き出すかは、究極的には各自の主体性にかかっていると言えましょう。

死別体験は大変に辛く苦しい体験ですが、もしこれを人生の途上で必ず訪れるひとつの挑戦として受け止めるならば、挑戦への応戦として、貴重な人格成長のきっかけにすることも可能なのです。

●「死」の四つの側面

「死へのプロセス」において、「受容」から「期待と希望」の段階に達した患者さんが、しばしば選択する生き方、それがホスピス・ケアです。

ホスピス運動とは、施設を指すものではなく、主に末期ガン患者を対象として、最後まで精一杯「生きる」ことを目的とした総合的ケア・プログラムを提供しようという理念です。

ホスピスという言葉は、ラテン語のホスピチウム（宿泊所）から出ていて、中世に巡礼者や旅行者を休ませるための修道院の一角を指すものでした。「死の家」とか、単なる「死に場所」という表現は大きな誤解です。患者は死ぬためではなく、残された時間を充実して生きるためにホスピスに入るのです。

ニューヨークのカルヴァリー病院は、まだホスピスという概念の普及していない一八九九年に設立された、入院施設のホスピスです。ここは、だいたい余命三週間から六週間の患者が入院しています。そのほとんどは、ニューヨーク市内の他の病院から、転院を希望して移ってきた末期ガン患者で、そのうちの五十パーセントは約四週間以内に、残りの五十パーセントの患者も、ほぼ六週間以内に亡くなるといわれています。

しかし、この七階建て二百床のホスピスは、決して暗い「死の家」ではありません。人生最後の数週間、患者が痛みや死への恐怖から解放され、温かい家庭的な雰囲気に包まれて、深い精神的な充足を味わいながら過ごし、尊厳をもってこの世を去ることができるように、患者、家族、スタッフの相互協力によって、他の病院よりもずっと明るい、愛のコミュニティが営まれているのです。

「死」という言葉に対して、多くの人はまず、肉体的な死を考えますが、私は「死」を、四つの側面に区別しています。

一番目は心理的な死、二番目は社会的な死、三番目は文化的な死、そして四番目が肉体的な死です。

一番目の心理的な死というのは、例えば老人ホームなどで、生きる喜びを失ってしまった人は、肉体的には健康でも、心理的な面ではもう、死を迎えたような状態だということです。

社会的な死というのは、社会との接点が失われて、外部とのコミュニケーションが途絶えてしまった状態です。仕事を持たず、老人ホームでも一人きり、子供も友だちも、誰も見舞いに来てくれないという状況に陥ったら、これは社会的な死と言えましょう。

文化的な死とは、生活する環境に一切の文化的な潤いがなくなることです。現在の多くの病院や老人ホームの環境は、文化的な潤いがあるとは言い難いところが多いようです。患者の心に対する配慮が欠けた病院では、患者は肉体的な死を迎える以前に、文化的な死を体験させられることになります。

二十世紀の日本は、医療技術の飛躍的な進歩のおかげで、平均寿命が世界一になりました。これからの新しい挑戦としては、肉体的な面での死との戦いだけではなく、心理的な面での延命、社会的な面での延命、文化的な面での延命を合わせた、総体的延命を図ることが大切なテーマになります。

最近では、音楽療法や読書療法、アロマテラピーなどを積極的に取り入れて、入院患者の生命や生活の質を高めようと努める病院も、少しずつ増えてきています。

●ホスピス・ケアの特長

では具体的に、ホスピスが病院《ホスピタル》と異なる点を指摘してみましょう。
① まずスタッフです。病院では、患者が医師や看護師とゆっくり話すことはなかなか難し

いのですが、ホスピスでは、何時間でも心ゆくまで話ができるように配慮されています。

また、病院は権威主義的階級制度が優先しがちですが、ホスピスの特長としては平等な協力体制が挙げられます。医師や看護師の他に、ソーシャルワーカー、神父、牧師、ボランティアなどをはじめとして、栄養士、理学療法士、レクリエーション療法士など、さまざまな分野のスタッフが、患者の多様なニーズにチームを組んで対応します。ホスピス・アプローチは、病気そのものよりも、患者本人の人間全体を対象としているからです。

② ホスピスは自由な雰囲気が特長です。家族は二十四時間いつでも面会できますし、病室でペットを飼えるところもたくさんあります。限られた時間を精一杯生きようとする、患者の希望をできるだけ尊重し、家庭と同じような雰囲気をつくり出す努力がされています。ホスピスには、環境への温かい配慮もあり、例えば、緑豊かな庭園があって絶えず水が流れているといった具合です。
一方、病院は病気の治癒を目的として、機能的で効率を優先する施設です。そこではどうしても医療関係者の治療への便利さが優先してしまうようです。

③ 患者の苦痛に対する考え方も異なります。病院が対象とするのは、ほとんどが肉体的苦

痛ですが、ホスピスではトータル・ペインという概念を重視します。特に末期患者の苦痛には、肉体的苦痛、精神的苦痛、社会的苦痛、霊的苦痛《スピリチュアル・ペイン》の四種類が複雑にからみあっています。これらの苦痛を総合的にとらえて、少しでも緩和していこうという考え方です。

もちろん、ホスピスでも肉体的苦痛の除去には重点を置いています。現在ではほぼ九十五パーセントまで疼痛コントロールは可能となっているようですが、その他の原因による苦痛——死への恐怖や不安、経済的な心配など——にも、きめ細かい配慮がされています。

④　病院は患者中心主義ですが、ホスピスでは患者の家族に対するケア・プログラムも組み込まれています。家族は患者のケアに参加すると同時に、肉親との別れに際して経験する「悲嘆のプロセス」などのさまざまな危機に対しても援助を与えられます。多くのホスピスでは、患者が亡くなった後も遺族が定期的に集まって、お互いを支え合っています。病院では、患者が亡くなると、もう遺族との関係は、ほとんど絶えてしまうというのが現状でしょう。

⑤　延命についての解釈も違います。病院は医療的な立場から肉体的な延命を重視しますが、ホスピスでは、もうあまり余命は長くないという前提に立って、生命や生活の質の改善と保持を重視するのです。病院は技術や薬を使って、病気を「問題」として解決しようとするのが目

的だとも言えましょう。ホスピスはそうした人為を越える、いわば「神秘」の領域に向かって謙虚に心を開く場だと考えられます。

なお、ホスピスとは、独立した施設だけを指す言葉ではありません。ケア・チームが家庭を巡回するホーム・ケア・ホスピス、一般病院の一部門としての院内ホスピスなどの形があります。

アメリカには約三千のホスピスがあり、その九十パーセントは、ケア・チームが家庭を巡回して介護にあたる在宅看護システムです。イギリスにも百三十ぐらいの院内ホスピスと、約二百五十のホーム・ケア・ホスピスがあります。日本では二〇〇三年七月現在百十九施設、二千二百五十二床の緩和ケア病棟承認施設があります。

日本でもこの数年、ホスピス運動の波が広がってきていますが、欧米のやり方を右から左へ移すのではなく、それぞれの文化、社会、宗教の違いを考慮した上で、日本の実情に即した運動を展開していくことが望まれます。

●ホスピス・ボランティア育成

ホスピスは医療のテーマだと考えられがちですが、私はそれだけの狭い意味ではなく、社会と文化全体にかかわるテーマとしてとらえています。

「死にゆく人をいかに大切に見守るか」は、その国の文化の尺度を計る、ひとつの基準になるからです。

私は世界中二百以上のホスピスを見てきました。そこで気が付いたのは、ホスピスの中でボランティアの役割が非常に大切だということです。日本でホスピス運動の土台を築くためには、まず「死への準備教育」の普及を促進し、次いでホスピス・ボランティアの養成が必要だと感じました。

そこで私は、一九八九年から、上智大学の公開学習センターで、毎年春に一般市民のための「死への準備教育――ホスピス・ボランティアとは」という講座を開いています。四月から七月にかけて十二回にわたり、私の他に医師や看護師、ソーシャルワーカー、実際ホスピスで働いているボランティアたちを講師として招いて、講義をしてもらいます。（連絡先＝上智大学公開学習センター　電話・〇三―三二三八―三五五一）

もともとは、定年退職した人たちがボランティア活動に携わるための助けにしたいという発想からスタートしたものです。しかし蓋を開けてみると、最も多かったのは二十代の若者でした。

講義が終わった後、私は受講生たちと食事に行き、「どうしてホスピス・ボランティアに興味を持つようになったのですか」と尋ねました。すると、ふたつの正反対の動機付けがあることを知りました。

ひとつの典型的な答えは、「うちの父は病院で亡くなったのですが、患者の扱いがひどくて、家族皆が辛い思いをしたから」というものです。

もうひとつは、「うちの母はホスピスで亡くなりました。ボランティアの方たちの温かい介護に支えられて、すばらしい最後の日々を経験できました。恩返しの気持ちで私もホスピス・ボランティアとして活動したくなったのです」というものです。

悪い体験と良い体験。正反対の動機によることが、私にはとても興味深く思われました。

この講座の中の私の講義では、ホスピス・ボランティアの基本理念として自発性、患者やその家族との連帯性、無償性、開拓精神の四つのポイントを強調しました。

ホスピス・ボランティアは、ただ看護師の補助的な手伝いではありません。ホスピス・チームの中で独特な役割を果たしています。一般事務、受付、電話の応対、掃除、買物、運転手、手紙の代筆、寄付金集めなど、仕事は多方面にわたっています。誰にでも、必ず何か出来る分野があるはずです。

中でも一番大切なのは、患者の傍に座ってその話に耳を傾け、孤独の苦しみを慰めるという役割です。

ホスピス・ボランティアとして第一に大切なのは「聴くこと」です。そして第二も「聴くこと」。三番目もひたすら「聴くこと」です。しゃべりたい人は、患者の横に座るボランティアにはふさわしくありません。耳を傾けて、患者の話を聴くことに徹する態度が、ホスピス・ボランティアの基本なのですから。

多くのホスピスで、私が何人もの患者から得たデータを総合しますと、「望ましいホスピス・ボランティア像」として、次のような人物像が浮かび上がります。

◆良い聴き手であり、話したくないときも黙ってそばにいてくれる人
◆ともに笑ったり、泣いたりしてくれる人
◆秘密を守り、信頼に値する人
◆偏見を持たず、寛大な人
◆自分の限界をわきまえて、生き生きと生活を楽しんでいる人

一九九五年の阪神淡路大震災以来、ボランティア活動という言葉は、日本の一般社会の中にすっかり定着しました。高校でのボランティア活動の有無を、大学入試の際の選考基準の一つにするという動きもあると聞きました。

しかし、何らかの評価の対象になるからボランティア活動をするというのは、少々本末転倒

ではないでしょうか。ボランティア活動をしていると、無償で他者のために働くことで、かえって自分に戴くものがいかに多いかに気づかされる、という人はたくさんいます。ホスピス・ボランティア講座を受講した後で、実際に活動を始めた人たちからは、生きがいを得た喜びと感謝の声が、毎年数多く私のもとに寄せられています。

その一方で、日本で在宅ホスピス・ケアがなかなか広がらない理由の一つとして、患者の家庭のプライバシーが守られないのではないかという不安があります。このプライバシーの尊重ということは、これからのボランティア活動の定着を左右する課題でもありましょう。

ホスピス・ボランティアというのは、死にゆく人を鏡として、絶えず自分自身の生き方を見つめ直す場にいられるとも言えましょう。いわば、人間としての原点に立ち返って、一歩先を行く人に手を差し伸べる機会を戴くわけです。こうした出会いの積み重ねから、日本中に、それぞれの地域に根ざしたボランティア活動が、豊かに育ってほしいと願ってやみません。

◎「死」は、終わりではありません

●自分の死を全うする

ドイツ語には「死ぬ」という動詞が二種類あります。一つは動物の死を表す場合で、「verenden《フェアエンデン》」です。もう一つは「sterben《シュテルベン》」で、これは人間にしか使いません。動物的な死とは、肉体的に衰弱してやがて死を迎えるということですが、人間の場合には、肉体的には動物と同じような衰弱状態にあっても、精神的に上昇のプロセスを辿りながら死に至ることができるのです。

私は、黒沢明監督の『生きる』という映画が好きで何回も観ました。

この映画の主人公は、余命が少ないことが分かってから、初めて本当の意味で生きるようになりました。死ぬ前に何か有意義なことを遺したいと切望したのです。それは「子供たちのために遊園地を作りたい」ということでした。彼は最期の段階になって、初めて人のために生きるようになったのです。「人間らしい死」を全うした生き方として、とてもすばらしい物語だと思っています。

シドニーのあるホスピスでは、こんな実例を聞きました。

四人の幼い子供の母親が、再発した乳ガンでホスピスに入りました。音楽療法士が子供たちに母親の趣味を尋ねると、皆そろって「歌が好きです」と答えました。

そこで音楽療法士は、彼女の枕元に小さなテープレコーダーを置いて、「お子さんたちのために、あなたの好きな歌を録音なさったらいかがですか」と言いました。するとその母親は夢中になって、自分の一生の思い出を好きな歌と共に録音しました。初めて夫となる人に会った時に歌った愛の歌だとか、彼と一緒に観たオペラの中のアリアだとか、子守歌の数々など、それは八時間のテープになりました。

最後の日に、子供たちは皆ベッドを囲んで涙を流しましたが、彼女はその八本のテープを子供たちに渡して、「天国でまた会いましょう」と言って、安らかに亡くなりました。

この母親は、最後まで創造的に生きて、子供たちのために、自分の亡き後も生きる支えとなるテープを遺しました。彼女も精一杯自分らしく生き抜いたのです。

サンフランシスコのエイズ・ホスピスでは、一人のドイツ人の画家が芸術療法士として、ボランティアで働いていました。彼女は希望者に、最後の絵《ラスト・ピクチャー》の制作を勧めていました。すると大勢の患者たちが、絵を描くことを始めたのです。

エイズ患者には若い人が多いので、親たちが健在というケースも多いのです。患者たちは自分の親たちに自分が生きた証しを遺したいと切望して、全身全霊を込めて絵を描きました。このホスピスの廊下の壁には、美術館のように患者たちのラスト・ピクチャーが並んでいます。どれもすばらしい作品です。

人間は、誰かのために何かを遺したいという希望を持っています。最期に絵を描くということは、死に向かっていく自分の複雑な感情を芸術的に表現したいという意味でも、人間らしい死に方だと思うのです。

●死んだらどうなるか？

では、死までの時間を精一杯生き、人生の最期で人格的に成熟できたとして、その後はいったいどうなるのでしょうか。

死は、本当にすべての終わりなのでしょうか――。

多くの人間は、自分や周囲の人たちが元気な時には、死や死後についてあまり考えようとしません。

意識的にそうしているというよりは、単に考える機会が少ないだけでしょう。これは先に触れた日本の教育システムとも、かかわってきます。

しかし、だれでもいつかは必ず、身近な人の死に出会ったり、自分の死に直面させられます。

死んだらどうなるか。私たち人間にとって、これは一番大切なテーマだと思うのです。読者の皆さんが、もっとも知りたいところでもあるでしょう。

死後の生命の存在を厳密に証明することは、現在はもちろん、将来も、おそらく不可能でしょう。

しかし逆に、死ですべてが終わってしまうということも証明不可能です。ただ、人類史上、死後の生命の可能性が絶えず主張され、信じられてきたのは事実です。

来世信仰は、あらゆる民族、文化、時代を越えて、絶えることなく続いています。人類の永遠に対する憧れの強さを如実に表しているようです。

例えば、紀元前一五〇〇年頃に書かれた人類最古の書物と言われるエジプトの『死者の書』にも、「人間は、死後も生き続ける」という意味の記述があります。またピラミッドの存在は、ファラオが死後も生き続けるという、信仰のシンボルだと解釈するのが妥当とされています。

日本でも、お盆の行事や、沖縄のニライカナイ信仰は、同根の思想だと考えられます。

来世信仰は、人間性そのものに深く根ざした普遍的傾向と言えましょう。

●哲学者たちの考察

哲学の歴史の上でも、死後の生命に関する長い伝統があります。

ここで、様々な哲学者たちの説を紹介しましょう。

① ソクラテス・プラトンの霊魂不滅説

古代ギリシアの哲学者ソクラテスとその弟子プラトンは、霊魂は本来不滅であり、肉体的な死によって身体はなくなっても、霊魂は死後もなお生き続けると考えました。死の瞬間こそ、霊魂が肉体やそれを取り巻く物質界に縛られる制約から解放され、人間としてのすべての望みをかなえられる時なのだと説いたのです。

この説は、肉体と霊魂を対立させたうえで肉体を軽んずる極端な二元論ですが、人間の本質は不朽であると説くソクラテスとプラトンの教えは、人間性の尊厳を明らかに示すものとして、後に続く哲学者たちに大きな影響を与えています。

② 人間の潜在的能力と無限の義務

「中年期の『八つの危機』」の項でも触れましたが、ジェームス、ミード、オットーらは、人間はその生涯の間に、潜在的能力を数パーセントしか発揮していないと主張しました。

ジェームスの考えでは、死後にも残りの数十パーセントの能力を開発する可能性があるとすれば、死という区切りも納得できるが、もし死ですべてが終わってしまうのなら、発揮できない潜在的能力などは、まったくの無駄に過ぎないのではないだろうか、ということです。

ドイツの哲学者カントは、魂の不死を想定しました。彼の説によると、人間には完全な人間になるという課題があるのに、肉体的に生きる時間が限られていては、その義務を果たすことができない。だから、人間は死後も無限に生き続け、進んでいかなければならない――という結論に達しています。

ドイツの文豪ゲーテも、「来世に希望を持たぬ人は、この世ですでに死んでいるようなものだ」と強調しました。ゲーテは、人間の精神は本質的に不滅であり、人間は死後に対する希望を抱かなければ、現在の人生にも何の意義も見出せず虚しいだけではないか、と言っています。

私たちが成し遂げるべき課題には、際限がありません。とすれば、人間は本質的に、死を超えて永遠の自己実現を目指すべき存在ではないかと推論されるわけです。

③　愛と不死性

「人を愛するとは、『愛しい人よ、あなたは決して死ぬことはありません』と言うことだ」という、ガブリエル・マルセルの有名な言葉は、愛と死の神秘を十二分に伝えています。人を愛すれば、その相手の永遠性を希望するのは当然であり、時間的制約に甘んずる愛は真の愛ではない。死によって無に帰するような愛には何の意味もない――ということです。

④　パスカルの「賭け」

十七世紀フランスの科学者で、宗教思想家でもあったパスカルは、死後の生命を信じるか信じないかを、ひとつの賭けと見なすことができると言っています。

もし、人が死後の生命の存在を信じていたのに、実はそれが存在しなかったとしても、別に何も損したことにはなりません。しかし、死後の生命が存在するにもかかわらず、それを無視して信じなかったために、手に入れ損なったとしたら、もう取り返しがつかないと、パスカルは考えました。その人は永久に全てを失うことになる、ということです。

「信じれば全てを手に入れることができ、そのことで失うものは何もないのだから、死後の永遠の生命を信じる決断の方に賭けるべきだ」

これがパスカルの結論です。

●総合的な判断の上で――

以上のように、死後の生命の存在については、さまざまな立場からの説明が試みられています。私はここで、哲学者としての立場から、これらの説を総合的に判断する「蓋然性《がいぜんせい》の収斂《しゅうれん》」というアプローチを示したいと思います。

「蓋然性」とは何やら難しい言葉ですが、「おそらくそうであろうという性質」という意味です。「明日は晴れるだろう」というニュアンスを哲学的に言い換えると、「明日は晴れになる蓋然性が高い」となるわけです。

先に挙げたいろいろの説には、「死後の生命が存在する可能性がある」という共通点があります。諸説の蓋然性は、この一点に向けて収斂していき、より高度な蓋然性を形成することが分かります。つまり、「死後の生命が存在する可能性は大きい」というわけです。

普段でも、私たちは、多くの重要な決断を、この「蓋然性の収斂」によって下しているのです。

例えば、結婚しようと思う相手が本当に自分を愛してくれているかどうかを、科学的に証明することは不可能でしょう。

しかし多くの人は勇敢にも結婚に踏み切っています。相手の愛情が真実だということを、相手の言葉や行動、経歴や家族の態度など、さまざまな方面からのアプローチによって総合的に判断しているからです。

死後の生命の存在における「蓋然性の収斂」のひとつの特長は、だれもが死後に関する諸説を公平に見比べて検討できることです。哲学を学ばなくても、自分が共鳴できる説を自由に選択できます。そうすることによって、その人にとって、死後の生命についての蓋然性はますます高いものになるかもしれません。

こうしたアプローチを一切無視して、死後の生命の存在を否定してしまうのは、むしろ非理性的な態度だと、私は思います。

●キリスト教の立場から

キリスト教では、永遠の生命はこの世からすでに始まっているとされています。キリスト教徒にとって、死はもう取り返しのつかない終末ではなくて、新しい生命の始まりなのです。『新約聖書』の中で、イエスが「わたしは復活であり、命である。わたしを信じる者は、死んでも生きる。生きていてわたしを信じる者はだれも、決して死ぬことはない」（ヨハネ福音書十一章二十五—二十六節）と言われたように、イエスの復活こそ、その永遠の生命の証しです。

また、キリスト教の葬儀では、「また会う日まで」という歌詞のくり返しで有名な『神ともにいまして』の聖歌がよく歌われます。皆涙を流しながら、この聖歌を歌い、故人と天国で再会できる希望を、改めて確信するのです。これはクリスチャンの根源的なエネルギーとして、信仰の基底を支えています。

私は子供時代、「天国とは、いったいどういう所なのか」ということにずっと興味を持っていました。

そこで、小学生の時、宗教の時間に、「天国に馬はいますか？」と質問したことがあります。

当時の私は乗馬が好きで、私の家で飼っていた馬の世話は、ほとんど一人でしていました。

これに対して、先生は「天国には神様との出会いならありますが、馬はいないと思います」と答えました。

「天国に馬がいなかったら面白くないです。神様との出会いはすばらしいでしょうけれど、それだけでは退屈ではないでしょうか」と私は反問し、先生を困らせた記憶があります。

イエスは、この先生とは違って、天国の魅力的な有様を、聞く人にとって、身近な分かり易い例を挙げて説明しています。

例えば、真珠を売買する商人には、天国を「高価な真珠」（マタイ福音書　十三章四十五―四十六節）のようだと言い、これを見つけたら、持ち物をすっかり売り払ってでも、手に入れたくなるほどのすばらしさだと説きます。

また、イエスは一般市民を相手にする場合、天国を「婚礼の宴」に例えています。

「天の国は、ある王が王子のために婚宴を催したのに似ている」（マタイ福音書　二十二章二節）

当時の婚礼の宴は、三日間にわたって行われたようです。たっぷりのご馳走や葡萄酒の接待にあずかり、歌ったり踊ったり、招かれた人たちにとっては、実に楽しい幸せに満ちた日々だったに違いありません。二千年前のイスラエルの人々にとっては、婚礼の宴が、まさに天国の幸福を想像するのにぴったりだったと思われます。

イエスが相手によって、いろいろなイメージを使い分けたのは、天国の幸福というのは、人間の想像を遥かに超えていて、そのすばらしさは、言葉ではとうてい説明不可能なものだからでしょう。

使徒パウロも「永遠の生」というのは、この世で私たちが見聞きすることからは想像もつかない経験だろうと言って、

「目が見もせず、耳が聞きもせず、人の心に思い浮かびもしなかったことを、神はご自分を愛する者たちに準備された」（コリントの信徒への手紙I　二章九節）と記しています。

現代の私たちが、天国の幸福をイメージする場合にも、『新約聖書』に出てくる真珠や婚礼の例えでは、ピンと来ないことが多いかも知れませんが、自分に本当に深いよろこびとなる事物が全て与えられると想像してみたらどうでしょうか。

例えば、四歳の子供に「幸福とは、我と汝の出会いである」と説明しても、全く理解されないでしょう。しかし、その子供が二十年後に、恋を知り、人を愛する経験を経れば、かなり的確に分かるはずです。

「天国の永遠の生命」に関しても、今この地上に生きる私たちは、まだ四歳の子供のようなものですが、キリスト教では、死後に天国で復活して、先に亡くなった愛する人たちと再会し、

神の無限の愛に包まれて共に生き続けるという希望が、信仰の根底を支えているのです。

『新約聖書』に出てくる天国のイメージの中で、私が一番好きなのは、次の『ヨハネの黙示録』中の一節です。

「わたしはまた、新しい天と新しい地を見た。（中略）

『見よ、神の幕屋が人の間にあって、神が人と共に住み、人は神の民となる。神は自ら人と共にいて、その神となり、彼らの目の涙をことごとくぬぐい取ってくださる。もはや死はなく、もはや悲しみも嘆きも労苦もない。最初のものは過ぎ去ったからである』」（二十一章一－四節）

ここに描き出される天国には、三つの際立った特徴があります。

第一は、全てのものが新しくされ、すがすがしい新鮮さに満ちているということです。

第二は、いつも神が人と共におられるという、深いよろこびに満ちた確信です。

第三は、死も嘆きも労苦もない完全な幸福の状態です。神が人の目から涙をぬぐい取ってくださるというのは、全ての苦しみが終わるという象徴的なイメージでしょう。

この『ヨハネの黙示録』の中の天国の記述は、現代の私たちの心にも深く響きますが、その一方で、どんなイメージを使っても、永遠の生命にあずかる幸福を、完全に表現することはできないと、私はいつも感じています。

第四章　ユーモア感覚のすすめ――「死への恐れ」を乗り越えるヒント

では、「死」を前向きにとらえ、限りある「生」をより充実したものとするには、どうすべきなのでしょうか？　私の答えは「いつもありがとうを忘れずに、微笑みながら、他者のために生きること」です。愛情を持って、自分の周囲をもう一度見直しましょう。新しい生きがいが、あなたのまわりできっと発見できますよ。

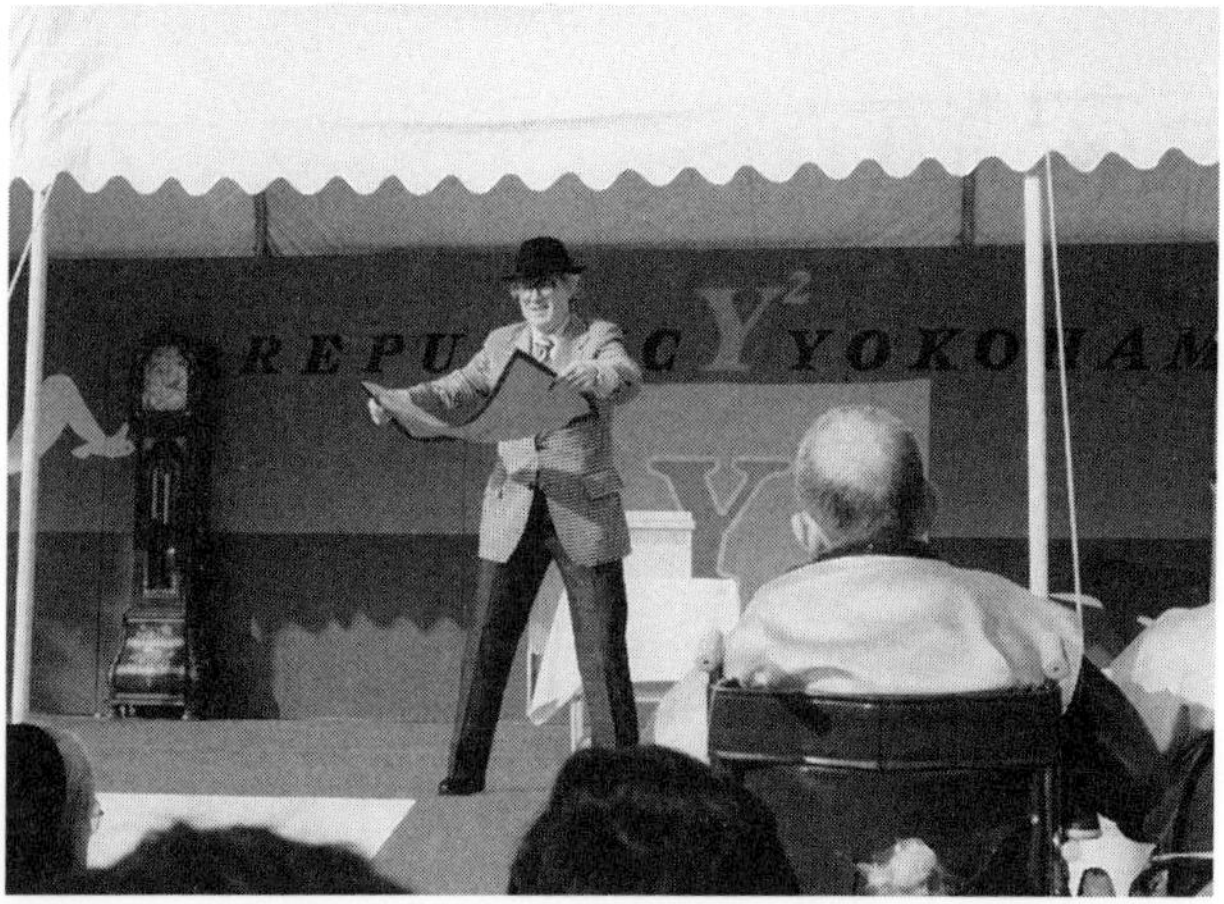

老人ホームで、得意（？）の手品を披露する一こま

さんいます。

◎ユーモアは生と死の妙薬

●ユーモア療法の効用

「ユーモア哲学の研究は、もう一つの私のライフワークです」、と話すと、驚かれる人がたくさんいます。

「デーケン先生は、『死の哲学』なんて真面目な勉強をやりながら、よく正反対のユーモアの研究ができますね」と。

そうではないのです。

死とユーモアは、とても深い関係があります。不思議に思われるかもしれませんが、生きることと死ぬことが表裏一体の関係であるように、私たちが人間らしく、より良く生きていくためにはユーモアは不可欠です。死について学び、自分なりの死生観を身につけるためにも、ユーモア感覚がとても大切になってくるのです。

それだけではありません。ユーモアには、死への過剰な恐怖や不安を和らげたり、緊張をほぐして、怒りの感情を鎮め、人生の苦悩のさなかにあっても、自分を客観視して笑い飛ばせる効用があります。考えてみれば、私たちは死の瞬間までは生きているのですから、もっと微笑んで楽しく生きることを心がけましょう。

外国のホスピスへ行くと、多くの日本人はびっくりします。それは、どこも共通して、末期患者のケアにあたる人たちが実に明るく、ユーモアに満ちているからです。ホスピスで交わされる会話もまた、快い笑いに満ちています。お互いに今、ここで出会っている時間を、精一杯楽しもうという気持ちから、自然に出てくる喜びと感謝が、ユーモアのある楽しい雰囲気を生むのでしょう。

三章の「中年期の『八つの危機』」の中で挙げた、真面目になりすぎる危機を乗り越えるのにも、ユーモアと笑いは大変役立ちます。愛する人を失って「悲嘆のプロセス」をたどる時も、立ち直りの段階になると、再びユーモアと笑いが戻ってきます。

そもそもユーモアという言葉は、ラテン語で「液体」を表すフモールが語源です。中世の医学者たちは、人体に含まれる体液を一括してフモーレス（フモールの複数形）と称し、これこそが人間を生かしているのだと考えました。フモーレスは生命の本質であり、その流れが人体に活力を与え、創造的な力となって、たえず生命を満たし補っていると判断したのです。

時と共にユーモアの意味はどんどん変わっていき、もはや「体液」というニュアンスで使われることはありません。しかし、人間を生き生きとさせる効能があるという点においては、いささかも変わりません。最近の研究によれば、ユーモアにはガンを寄せ付けない効果があるとさえ言われています。

ユーモアによって生み出されるのは、穏やかな笑いです。笑うことによって、人間は多くのストレスを緩和できます。

アメリカで、ねずみをノイズの多い不愉快な環境で飼うと、そのねずみの九十パーセントがガンにかかったという実験結果があります。ところがこれと対照的に、モーツァルトの音楽の流れるような快い雰囲気で飼ったねずみの場合、ガンの発生率はたった七パーセントだったそうです。

人間の場合、ユーモア感覚を豊かに開発すれば、どんなに厳しい状況に陥っても、自分を冷静に眺めて笑うことができると思います。笑うことによって、いろいろなストレスが緩和できますから、結果として、ますます病気にかかりにくくなるのではないでしょうか。

テキサスにあるカトリック系の病院では、「毎日一回は患者を笑わせましょう」という運動を奨励していました。すると、その病院の入院患者は他の病院より早く退院できるようになったというのです。これも不思議なことではありません。いつも病室に明るい笑い声があふれていたら、血液の循環なども良くなって、患者は早く回復するのだと考えられます。

『笑いと治癒力』（松田銑訳、岩波書店・同時代ライブラリー）という本を書いたアメリカのジャーナリスト、ノーマン・カズンズが、治る見込みは五百分の一しかないという重症の膠原病にかかった時のことです。発病の原因は自分のネガティブな情緒反応にあると気がついたカズンズは、積極的な気持ちを持ち続ける努力をしたのです。愛と希望と信頼の気持ちを常に持ち、よく笑うようにしました。十分間、腹を抱えて大笑いすると、少なくとも二時間は痛みを感じないで、ぐっすり眠れたと言います。

そしてカズンズは、ついに医者が見離した難病を、このユーモア療法によって見事に克服したのです。カズンズは、ユーモアと笑いが、自分の病気の回復に大きな役割を果たしたと確信しています。

●笑いながらは怒れない

日本ではユーモアとジョークを同じ意味で使う人が多いのですが、私ははっきり区別します。ジョークは、頭のレベルの技術です。テレビのドタバタタレントやお笑い芸人の振りまく笑いは、ほとんどがジョークと言えましょう。言葉の上手な使い方やタイミングの良さで笑わせようというジョークは、ハウ・ツーで学ぶこともできますが、あてこすりやきついジョークは使うべきではありません。

ある人をきついジョークでからかった場合、まわりの人は笑うかもしれませんが、言われた当人は傷つきます。これはユーモアからは、ほど遠いものです。

ユーモアは、心と心のふれあいから生まれます。相手に対する思いやりが、ユーモアの原点なのです。

私たちが、相手に対して思いやりや愛を示したいなら、相手が何を期待するか、何を希望するかを考えることが出発点になります。皆が期待するのは、ストレスの少ない温かい家庭や社会の環境ではないでしょうか。私たちは思いやりに満ちたユーモアによって、どんなところでも和やかな雰囲気を作り出せると思います。

私は人生の潤滑油としてのユーモアの役割を、もう一度、すべての人に見直してほしいと考えています。

ドイツ語には、真面目すぎる人を表現するのに「動物的な真面目さ（tierischer《ティアリッシャー》 Ernst《エルンスト》）」という慣用句があります。真面目一方でこちこちの人は、ユーモアにとぼしくて、ほとんど笑わないところが、まるで動物のようだという意味で使われるのです。これを言い換えれば、人はユーモアがあればあるほど、人間らしく生きられるのだとも言えましょう。

この頃ますます深刻な問題になっている、学校でのいじめや、家庭内暴力、引きこもりなどの原因の一つも、社会全体のまじめ過ぎる緊張した雰囲気にあるのではないかと、私はいつも考えています。

伸び盛りの子供たちを、あれはだめ、これもいけないと束縛したら、はけ口のないストレスが溜まり過ぎて、どこかで暴発するしかなくなるのではないでしょうか。もし、教師や親たちが、もう少し精神的な余裕を持って、長期的な視野で子供を見守っていられたら、子供たちももっとのびのびと、潜在的能力を発揮できるのではないかと思います。

職場でも家庭でも、誰か一人が腹を立てて怒鳴ったりしたら、とたんに緊張した雰囲気になります。しかし、笑いながら同時に怒ることは難しいですね。やってみてください。まず不可能でしょう。私、デーケンもでけんです（笑）。

ですから、ユーモアと笑いは、自分の心の安全弁としての機能を果たすと共に、周囲の人たちにやさしい愛と思いやりを示す上でも、すぐれた効果があるのです。

●「にもかかわらず」笑うこと

ユーモアは自分の健康を保つのに役立つだけではなく、人と人とのコミュニケーションをスムースにします。

私たちの日常的なコミュニケーションの約二十パーセントは言葉によるものですが、残りの八十パーセントはボディー・ランゲージなどの無言のコミュニケーションで成り立っています。言葉も大事ですが、場合によっては、その人の醸し出す雰囲気の方がより大切になるのです。

例えば外国で、道を尋ねる必要が起こったとしましょう。

私たちは、まず行き交う人たちの顔を見ます。怒ったような顔で急ぎ足の人や、うつむいてとぼとぼ歩いている人には、とても道を聞く気になりません。

しかし、もし私たちに気づいて、微笑みかけてくれる人がいたら、ホッとして不慣れな外国語を使ってでも話し掛けてみようと思うでしょう。この例は、言葉以前のコミュニケーションとしての笑顔の大切さを教えてくれます。

ユーモアには、人と人とを結ぶ働きがあります。例えば、私は落語が好きですが、寄席などへ行って、落語を聞きながら一緒に笑うことで、全く知らない左右の席の人とも、何か温かい連帯感を感じることができます。一緒に笑う中で、見知らぬ人たちの間にも親しみが生まれて、自然に共同体《コミュニティ》が形成されるのです。

しかし、ラッシュアワーの電車の中では、どんなに多くの人と肩を寄せ合っていても、共同体は成り立ちません。

ここで、私の長い死生学探究の中でも、特に死とユーモアの密接な関係について考えさせられた実例を一つ挙げましょう。

それはニューヨークにいる私の友人のお母さんの死に方です。普通、死は悲しいことですが、この母親は自分の死を悲劇ではなくて、一つの心温まるコメディにしました。

彼女は、十一人の子供を立派に育て上げて、その時九十一歳でした。

お母さんの余命はあと三時間くらいでしょう、という医師の知らせで、十一人の子供とたくさんの孫たちが病室に集まった時、もう母親は昏睡状態のように見えました。

長男はカトリックの神父でしたから、「残念ながら、もうお母さんと話すことはできないけれど、みんなで祈りましょう」と言って、全員でミサを捧げて祈りました。

ミサが終わると、突然、母親は目を開いて、

「私のために祈ってくれてありがとう。ところでウイスキーを一杯飲みたいのだけれど」

と言ったので、皆びっくりしました。

子供の一人が、急いでグラスにウイスキーを入れて持ってくると、一口飲んだ母親は、

「ぬるいから、少し氷を入れてちょうだい」と言ったのです。

あと二時間くらいしかもたないだろうという人が、氷の心配までするので、皆ショックを受けました。

あわてて氷を探してきて入れると、母親は「おいしいわ」と言って、全部飲んでしまいました。

そして次に、「煙草が吸いたいわ」と、言い出したのです。

とうとう堪りかねた長男が勇気を出して、

「医者が煙草はいけないと言っていますよ」と言いますと、母親の返事は、「死ぬのは医者ではなくて、私ですよ。煙草をちょうだい」でした。

そして、悠々と煙草を吸い終わると、皆に感謝して、「天国でまた会いましょう。バイバイ」と言って横になり、そのまま息を引き取りました。

その時、悲しんだ子供は一人もいませんでした。もちろん、母親の死は悲しいのですが、その死に際のユーモラスな明るさを思い出して、いかにもお母さんらしい死に方だと、口々に言って笑いました。

この母親は、生涯、ウイスキーや煙草をほとんど口にしませんでした。ですから、死ぬ間際になって、どうしても飲みたかったわけではなかったのです。

彼女はそれまでに、何度も親戚や友達の葬式に出て、皆が涙を流して悲しむのを見てきました。それで、自分の死によって子供や孫たちを悲しませるのではなく、明るい雰囲気のコメディを遺そうとしたのでしょう。

何という美しい愛と思いやりでしょうか。普通私たちは、人生最期の三時間では、もう何もできないと思い込んでしまいますが、この母親はユーモアによって、子供と孫たちに生涯忘れられない貴重なプレゼントを遺したのです。

ドイツで一番有名なユーモアの定義は、「ユーモアとは『にもかかわらず』笑うことである」

と言います。

「自分は今苦しんでいます。しかし、それ『にもかかわらず』、相手に対する思いやりとして笑顔を示します」という意味です。これが、真に深みのあるユーモアだと思います。

●自己風刺あれこれ

ユーモアには、そよ風のように、周囲の人たちをやさしい笑顔で包む働きがあります。それでは、愛と思いやりから生まれるユーモアの話題には、どんな内容がふさわしいでしょうか。

私は、自己風刺が、一番ぴったりだと思います。真に内的な自由を獲得した人だけが、自分の失敗や弱点を客観視して、おおらかに自分自身を笑うことができます。つまり、成熟した人間にとって、笑いの対象はいつも自分なのです。

現代の若者が傷つき易いのは、自分が他人の目にどう映るかばかり気にして、自分を良く見せようとあくせくするところにも、一因がありそうです。自己風刺のユーモアは、こうした現代病に対する特効薬にもなると思います。

すでに古代ギリシアの哲学者ソクラテスは、

「私は、自分が何も知らないということを知っている」と言っています。

「自分のことを賢いと思っている人は、実は愚かなのだ」というのも、ソクラテスの言葉です。

どちらも自分を例にとって、人間の愚かさを風刺している好例でしょう。自分の欠点や至らなさ、勘違いなどを素直に認めて、それを相手と一緒に笑うことが、自己風刺のユーモアの真髄なのです。

この自己風刺のユーモアは、個人のレベルばかりでなく、各国の国民性について語る場合にも役立ちます。ヨーロッパには、象にまつわる自国風刺の有名な小話があります。

そこには、象に対する様々な国民の態度を通じて、それぞれの国民性の長所や短所が、まるで鏡に映し出すように現れていて、誰でも思わず笑い出します。

それをこれからご紹介してみましょう。

「象」と聞くと、イギリス人はインドへ出かけて象を仕留め、剝製にして、大英博物館に寄贈します。

フランス人は、まずパリ動物園へ行き、そこに象がいなければ、象の存在自体を否定します。なぜならば、パリはフランスそのものであり、フランスは小さいながら世界そのものだからです。パリに象がいなければ、フランス人にとって、象という存在はありえないのです。もし、動物園に象がいたら、短くてしゃれた小説を書きます。タイトルは『象と恋』。

ポーランド人は、象という言葉を聞くと、愛国主義同盟を結成して、そこで熱烈な演説をします。テーマは「象とポーランド問題」です。

ドイツ人なら、象について少なくとも七冊の本を書きます。まず『象の解剖学』、『生理学』、『象の起源と心理学』、『文学と芸術における象の位置』、『国家正義と国民経済において象の果たす役割』などが論じられます。第六巻では象の形而上学を扱い、その中の一章は「象とカントの定言的命令」に当てられます。第七巻は特に力作で『疎外された世界における象』というテーマです。

オーストリア人は、懐かしい哀愁を帯びた小さな想い出の本を書きます。題名は『ウィーンのブルク劇場の年老いた象の追憶』となります。

ちょっと解説を付け加えましょう。この小話の中で、イギリス人は、即断実行型の気質の持ち主として描かれていますが、同時に大英帝国の崩壊後も、相変わらず世界的大国だった頃の誇りを捨て切れません。イギリス人にとって、大英博物館は今なお、世界を代表する場所なのです。

一方、ここでは、常にパリを世界の中心と思いたがる、フランス人の偏狭な愛国心も、軽くからかわれています。

ポーランドはかつて、東はロシア、西はプロシアから脅かされ続けた不幸な歴史があります。ですから、ポーランド人は過激な愛国心に走りやすく、政治とはまるで関係のないテーマでも、すぐポーランド問題と結びつけたくなるのです。

ドイツ人は、一方では偉大な思索家、詩人、夢想家ですが、同時に些細なことにこだわる偏屈な教師根性を持った完璧主義者だと見られています。「象」と聞いただけで、七冊もの書物を書かなければ気が済みません。

オーストリア人は、昔の大オーストリア帝国に深い愛着を持っています。ウィーンのブルク劇場は、そのノスタルジーの象徴的な存在なのです。

ここで皆さんも、日本人と象について、何かしゃれた笑い話を作って見ませんか。ヒントとして、私は、日本人が動物園へ行くと、象を見ることより先に、まず写真を撮りたがるだろうと思いますが……。

象をめぐる、この短い笑い話は、ヨーロッパ諸国民の愚かさと賢さ、短所と長所を的確に示しています。こういう思いやりあふれる自己風刺のユーモアは、聞く人たちに、どの国民も完全ではないということを理解させ、自国や他国の人の欠点を、人間同士お互い様のこととして、受け入れ易くできるのではないでしょうか。

国際関係においても、自国のことばかり弁護するのは賢いやり方ではありません。周りの国の批判を素直に受け取り、一緒に笑うことができれば、自国についての理解を、相手はむしろ深めてくれるのです。自己風刺を一切せず、弁護ばかりする姿勢にユーモアはありません。また、そういう国とは付き合いにくいものです。

自己風刺のユーモアを身につけることができれば、利己主義や自己否定に走ることなく、囚われない心で自らの長所と短所を公正に評価できるようになります。それはナルシシズムやエゴイズムとは異なる、豊かな自己愛へと至る道でもあると、私はいつも考えています。

●自分の失敗を笑い飛ばそう

実は、私自身、ユーモア感覚によってずいぶんと救われたことがありました。

私は日本が大好きですが、四十年以上前にやっと来日した頃は、毎日落ち込むことばかりでした。それは、ほとんど日本語が話せなかったからです。

知っていた日本語は「サヨナラ」と「フジヤマ」の二つだけでした。しかも、「フジヤマ」は誤りで、正しくは「フジサン」だと知って愕然としました。私の知っている日本語の五十パーセントが間違っていたからです（笑）。

それからは「挑戦と応戦」の精神を発揮して、一生懸命に日本語を勉強しました。しかし日本語は難しくて、とてもすぐには上達しません。

その頃のある日、日本の家庭に夕食に招かれたのです。私はコミュニケーションできるかどうか不安だったので、日本語の上手なアメリカ人の友人に相談しました。すると彼はこうアドバイスしてくれました。

「ルールは三つだけ。第一はいつもニコニコしていること。第二は時どきうなずくこと。第三はたまに『そうですね』と言うこと」。

これなら簡単そうです。私は三つのルールをよく暗記して先方へ出掛けました。

美味しいご馳走をたっぷりといただきながら、ニコニコして、時どきうなずいて、たまに「そうですね」と言いました。その家の奥さんはとても喜んでくれましたが、私には何も分かっていなかったのです。

そして、食事の終り頃、大きな危機が訪れました。

奥さんが、「おそまつさまでした」と言った時です。私は、例によってニコニコして、大きくうなずきながら「そうですね」と答えました。その時の奥さんのびっくりした顔といったら……。

その場の様子で、何かまずいことを言ってしまったと感じたのですが、その時は自分の失敗の理由が分かりません。帰宅して辞書を引いて、初めて「おそまつさま」の意味が分かった私は、自分自身に対して激しい怒りを覚えました。

しかし、しばらくして、はっと悟りのようなものが閃いたのです。

これから私がいくら努力しても、完全に日本語を理解して使いこなすことはできないでしょう。日本語をしゃべるたびに自分に怒りを感じたり、逆に引っ込み思案になって何もしゃべれなくなってしまったら、ストレスが溜まって病気になってしまうでしょう。それくらいならば、自分の苦い体験を笑いのタネにしてしまおう――そう考え直したのです。

ぐっと気持ちが楽になりました。そして外国人の友人たちに、そういう失敗談を話してみたのです。すると、そういう経験は何も私だけじゃない。多くの外国人がユーモラスな失敗を経験していることが分かりました。

たとえば、同僚のある先生は、デパートへ買い物に行って、「魔法瓶をください」と言う代わりに、「未亡人をください」と言ったそうです（笑）。これは、私たち外国人は、日本語をアルファベット順の辞書で覚えます。マホウビンもミボウジンも同じMで始まりますから、こういう間違いが起こるのです。

また別の先生は、銀座からバスに乗って、運転手に「四谷に着きましたら、私を降ろしてください」と言おうとしました。しかし間違って、「四谷に着きましたら、私を殺してください」と言ったそうです。でも、その運転手が頼んだようにしなかったおかげで、その先生はまだ元気で生きています。

もう、おわかりでしょう。ユーモア感覚は、ストレスや怒りを和らげて、人間関係を円滑にしてくれます。そして、人の心を自由にして、その人にいっそうの人格成長をもたらしてくれるものなのです。

◎幸せのカギは、身近なところに

●国境を越えて視野を広げよう

ユーモア感覚を磨くことは、私たちが幸せになるための大きなカギだと言えます。しかし、幸せの扉を開けるカギはユーモアだけではありません。よく見回せば、私たちの周りには、豊かな人生を送るためのさまざまなヒントが転がっているのです。私の思いつくところを挙げてみましょう。

人間は、誰でも一つの国籍を有しています。好き嫌いに関わらず、自国の言語、慣習、文化にどっぷりと浸かって生きて行くことになります。そこに気をつけていないと、どうしても視野が狭くなって、考え方が類型的なものに陥りがちです。自国語だけで日常的なコミュニケーションが事足りるのは、幸せなことですが、いつもグローバルな視点からの関心も持ち続けるべきでしょう。

恐れることなど何もありません。他国の文化と接触できる機会があるならば、進んで視野を広げることをお薦めします。

一つの例を挙げてみます。母国ドイツに戻り、高校時代の仲間と集まってビールを飲んだ時のことです。

外国で生活しているのは、多くの同級生の中で私だけでした。そのことにまず驚かされました。同級生たちは、皆ドイツに住み、当然ながらドイツ語を話し、判で押したようにドイツの新聞だけを読んでいるのです。

日本にいると、私は毎日、日本語、英語、ドイツ語の三つの新聞を読みます。同じテーマの記事であっても、日本、アメリカ、イギリス、ドイツそれぞれの立場で取り上げ方に違いがあり、国情の差を読み取ることができるからです。

自国内だけで暮らす同級生たちの頭の中には、ドイツの新聞の主張だけが刷り込まれているようでした。私には、それは何とも狭い考え方だと感じられました。もっと広い視野に立って、人生を豊かにできるチャンスを、むざむざ失っているように思えたのです。楽しい会合だったので、議論の火種になりそうなことは何も言いませんでしたが……。

私の大学院は、ニューヨークのフォーダム大学でした。アメリカの文化は若さにあふれて、時に粗野に思えることもありますが、ダイナミックで新鮮です。そして何よりも励ましのすばらしさに溢れていました。

私はフォーダム大学の大学院に通いながら、同時にコロンビア大学で中国哲学も学びました。中国五千年の知恵、思想、文化の魅力を知り、「論語」の中の、

「吾十有五にして学に志し、三十にして立ち、四十にして惑わず、五十にして天命を知り、六十にして耳順《したが》う、七十にして心の欲する所に従って矩《のり》をこえず」

という名言に出会って感激しました。後に私が発表した『中高年の危機と挑戦』（女子パウロ会刊）や『第三の人生』（南窓社刊）などにも、大いに通ずる言葉です。

将来私は、日本の大学で教鞭を取る予定でしたので、日本は仏教や儒教など中国文化の影響が強いということを意識して、日本文化の源流を探るために中国哲学を勉強したのです。

●日本文化の奥行きの深さ

日本の文化では、漢字の持つ深い味わいに魅力を感じました。「人間」、「出会い」、「危機」、「教育」、そして「有り難う」などです。皆さんには、当たり前すぎてなんの感慨も湧かないかもしれませんが、外国人である私は、言葉と漢字の持つ意味と語感とをじっくり味わいながら覚えていきました。

日本語というのは、とても奥が深くて、面白いものです。一日中字引を引いていても飽きませんよ。

まず「人間」。人は一人では生きられない。だから人と人との間を大切にしなければいけない。そういう意味合いが感じられます。

「出会い」は、「出て、会う」ということ。自分だけの狭い殻から出て、心を開いて人と会うということです。簡単に見えて、とても含蓄のある言葉だと思います。

「危機」にも隠された意味があります。最初の「危」は危ないという意味ですが、次の「機」はチャンスを表しています。たとえば死別による危機は苦しい体験ですが、同時に新しい挑戦、人間としての人格成長のきっかけにもなるということです。「危機」といえば悪い意味しかないように思えますが、このたった二文字の中には、もっと積極的で前向きな意味合いが込められているのです。

「教育」もすばらしい言葉だと思います。教え、育《はぐく》む。これは教える側の態度ですが、同時に私は「育つ」というふうに考えたいのです。つまり、教える側も教育によって育っていくのです。先達の知識を押しつけるのではない、人間ひとりひとりの潜在能力を引き出すための共同作業が、教育の本来の姿だと気づかされます。

「ありがとう」は「有り難う」です。感謝をあらわす言葉ですが、この漢字をじっと見つめると、これは決して当たり前のことではなくて、有ることが難しい、まれにしかない恵みに対する感謝だと気がつきます。自分を超える大いなるものに対する、素直な畏敬の念を込めた日本の伝統的な言葉だと思います。

また、日本には未知の世界を究めようとする「道」という言葉もあります。茶道、華道、剣道、書道、武士道など……。「道」を単にひとつの技術として学ぶのではなく、日本の精神的な未知の世界を探るものとして、私も自分の生き方の中に取り入れていきたいと思っています。

もうひとつ、日本文化を勉強していて、感激したのは「美」の文化です。

英語、ドイツ語、フランス語の語彙では表現しきれない「美」を表す微妙な言葉がたくさんあります。例えば、「渋み」、「雅《みやび》」、「派手」、「粋《いき》」などです。

もちろん英語にも、美を表す概念はたくさんあります。「プリティー」、「キュート」、「スタイリッシュ」、「ビューティフル」、「ハンサム」、「ラブリー」などなどです。しかし、日本語のような「美」に関する意味の深さや奥行きの広さはありません。

日本人には、独特で繊細な美意識があると思います。

もっと具体的に言うと、日光の東照宮の装飾的な美は「派手」と表現し、京都の桂離宮の簡素な美には、「雅」という言葉を当てるというように、日本人には美の感覚を峻別する感性と、それを的確に表す言葉があると思うのです。

しかしヨーロッパ人やアメリカ人などのように、そういうこまやかな美のカテゴリーになじまない人は、日光でも京都でも同じように「ビューティフル」と言うでしょう。日本人のような「美」の表現の違いを把握できないことが多いようです。

私は日本語を勉強し、日本文化に触れるなかで、自分の視野が深く広くなり、それまで気がつかなかった「派手」と「雅」、「渋み」などの違いを、少しずつ理解できるようになりました。日本人は、先祖の人たちが年月をかけて確立し、現代にまで大切に伝えてくれた美の概念を、もっと誇りに思うべきではないでしょうか。

●言葉の豊かさを再認識する

一方で、日本語はもっとも難しい言葉だと痛感したことも、事実です。私は比較的、語学の習得には自信を持っていたのですが……。日本語には、同音異義語が多くて参ってしまったということもありますが、何より主語がなくても文章が成立することには困りました。

ドイツ語、英語、フランス語、オランダ語、ラテン語、ギリシャ語など、ヨーロッパの言葉は、すべてギリシャのアリストテレスの論理学の影響を受けています。小学校の作文で先生から受ける注意と言えば、「論理的に書きなさい」と赤字で書かれるケースが多いのです。主語のない文章は、ほとんどありません。

ところが、日本語では主語のない場合がよくあります。

例えば、広島の平和公園の慰霊碑には、「安らかに眠って下さい　過ちは繰返しませぬから」という言葉がありました。はてと、私は立ち止まって考えました。過ちとは誰の過ちなのでしょうか。アメリカに限らず、人類がもう二度と核兵器は使わないと言いたいのでしょうか、それとも、結果的に原爆を誘発することになったパールハーバー以後の戦争を、自分たちの過ちとして認め、もう二度とやりませんということなのでしょうか。私は物事を深く考えるタイプなので、主語のない曖昧な日本語に出会うと、あれこれ考え込んでしまうのです。

いつだったか、ロシア人の友人と、日本文学について対談をしたことがあります。

友人は、厳しく川端康成を批判しました。ロシアのトルストイやドストエフスキーに比べると、テーマの深みとか、論理的な展開がほとんどないと言いました。私も、トルストイやドストエフスキーは好きです。善と悪、神と人間性など、多くの問題提起があることも確かです。

しかし私は、川端康成の文学も同じくらい好きなのです。名作として残る古今東西の文学作品には、様々なジャンルがあります。川端康成の作品は、深い人間洞察に根ざした、独自の「美」を追求する世界だと言えましょう。国際的にみても、これはやはりノーベル賞を受けるくらい豊かな特徴があると思うのです。ロシア人の友人に日本語の読解力がないというのではありませんが、省略や隠喩などの多い川端文学の日本語は少々難し過ぎるようです。これはまた、他国語に翻訳すると、その隠された「美」は、なお伝わりにくくなることとも関係がありそうです。

自分の国の文化だけを、すべての文化の基準にするのは大きな間違いだと私は思います。自分自身のアイデンティティーをしっかり持っていながら、開かれた心で他国の文化を消化することが大事なのです。私の場合、父母から受け継いだドイツの文化と価値観、そして日本で身につけた文化、それらの良さを私の中で融合し、生かすことによって、他国の文化のすばらしさも味わうことができたのです。

日本人の皆さんも、開かれた心で他国の文化に接し、視野を広げる体験に挑戦していただきたいと思います。これは年齢に関係なく、思い立った時から始められますし、改めて日本文化のユニークな美を再認識できるという楽しみも持てるのです。

どうです、豊かな老後のイメージが、少し鮮明になってきたのではありませんか。

●もっと、無条件の愛を！

では次に、もう一つ別のヒントです。

「無条件の愛」について考えてみましょう。

マザー・テレサは、カースト制度による差別の厳しいインドのカルカッタで、路傍に捨てられて、誰からも顧みられず、死を待つだけの人々を、自分たちで建てたホスピスへ連れ帰り、宗教や人種の違いを問わず、人間らしい最期の看取りに尽くしました。

十数年ほど前に、私はマザー・テレサのもとで数日間働きました。カルカッタの炎暑の中で、ホスピスに連れてこられた瀕死の人の身体を洗う仕事をしました。痩せ細った病人たちは、何か月も風呂に入っていませんから、不潔な汗や埃にまみれたままで、ひどい匂いがします。私も最初の日は、その匂いが鼻について、昼食が喉を通らなかったほどでした。

しかし、マザー・テレサは「こういう人たちをあるがままに受け入れること、つまり、無条件の愛が、私たちには一番大切です」と言いました。

このマザー・テレサの行動は、多くの若者たちを惹きつけました。彼女を慕って、毎年千五百人以上のボランティアが世界中から集まって、生き生きと働いていたのです。

ところが、私たちの周囲を見回しますと、どうも現代の人間関係には「条件付きの愛」の方が多いように思われます。

その悲しい例として、一人の学生のこんな話があります。

その学生は成績優秀で、幼い頃から父親に東大に入ることを期待されていたそうです。残念ながら東大には不合格でしたが、優秀な私立大学に入学して幸せな学生生活を送っていました。

ところが、父親の方はちっとも幸せではなかったのです。よほど息子の東大合格を期待していたのでしょう。毎晩のように、「お前にはなんとしても東大に入ってほしかった」と愚痴を言い続けたのです。その学生は親の期待に添えなかった自責感で、精神的に参ってしまい、とうとう自殺してしまいました。

母親は息子の死を嘆き悲しんで、「大事な一人息子を殺した人とは、もう一緒に生活できない」ということで、その夫婦は離婚してしまいました。

悲惨な例ですが、条件付きの愛の典型でもあります。東大に合格していたならば受け入れることができても、そうでなければ息子を受け入れることができないという、この父親の愛は、常に条件付きだったのです。息子はそういう状態を、いつまでも堪え忍ぶことができませんでした。

子供に対する親の愛は、本来無条件であるべきでしょう。しかし、頭では分かっていても、いざ親になると、どうしても子供のすることに、あれこれ口出ししたくなるものらしいです。黙って見守ることができず、子供のためだと言いながら、実は自分の鋳型に子供を押し込めようとしたり、子供自身の自立を妨げている親がかなりいます。これは、親自身が自立できていなかったり、子離れできない自分の依存心を、子供に対する愛情だと錯覚して、すり替えている場合が多いようです。

この頃は夫婦間の愛情も、とかく条件付きのことが多いようです。最近の離婚率の高さの一因も、お互いに条件付きの愛で相手を縛ろうとしているからではないでしょうか。

いつも相手をあるがままに認めようとしないで、こうあって欲しいとか、あれではだめだと言って、条件が満たされなければ、愛せないというのは不幸な人です。

私たちも、家庭や職場の中での自分のあり方が、条件付きの愛情になっていないかどうか、もう一度振り返ってみる必要がありそうです。

●愛ゆえの闘い

過去何世紀もの間、多くの人々は、一生涯自分の生まれた土地に留まり、親しい人たちに囲まれて安らかに暮らしてきました。

ところが今日では、私たちの多くが生まれ故郷を遠く離れ、根無し草のようにさまよい、馴染みの薄い土地で長い人生の大半を過ごすようになっています。しかし、人間にはやはり故郷が必要です。地理的な意味での故郷を持たない人なら、なおさらのこと、精神的な意味での故郷が必要でしょう。心のよりどころです。

私自身、人生の大半を地理的な意味での故郷から離れて過ごしましたし、残りの人生も、この「外国」で送るつもりです。そんな私に、精神的な第二の故郷をもたらしてくれたのは、私の友人たちでした。

友情という名の精神的な故郷には、地理上の故郷には見られない大きな利点があります。それは、友人は自由に選ぶことができるからです。自分が誕生した土地だけしか故郷と呼べないならば選択の余地はありません。そして、誰もがそこでやすらぎをおぼえるとは限らないのです。

故郷を出て漂泊のうちに一生を送ったリルケは、この感情を詩的な言葉で美しく表現しています。

「もし私に故郷というものがあるなら、それはここかしこに、友人たちの胸の中にこそ」

私たちの誰もが旅人であり、それぞれの道を歩いていますが、心の底では、いつか友の許に帰り、ささやかな故郷の温もりに触れることを願っているのではないでしょうか。

その道は長くつらいものかもしれませんが、しかし、日本の諺にもあるように、「旅は道づれ」なのです。振り返って人生における最良の日々を数えあげるとすれば、きっとそのほとんどが、友人たちとの良き思い出と結びついたものになるでしょう。

友情や愛情についてしばしばきかれる誤解として、愛情で結ばれた二人の間には、常に完璧な心の一致があるのみ、という考え方があります。しかし、実際には、実り豊かな友情を育むためには、精神的な葛藤が不可欠だと言えましょう。

友情を実り多いものとするための大切な手段のひとつに、挑戦があります。もし、相手の言うことすべてに唯々諾々として従うだけの友人がいたとすれば、そうこうするうちに、自分の自立した人格さえなくしてしまい、いつしか相手にとって退屈極まりない存在に過ぎなくなってしまいます。互いに有益な批評を交わし合うことを怠った夫婦の間では、うわべだけの仲の良さも、次第に欠伸をもよおすような倦怠に変わってしまうでしょう。

分別のある友人同士なら、たとえつらいことであっても相手に自分の考えを率直に伝えるだけの勇気を持ちあわせているはずです。こうした挑戦こそが、友情を育ててゆくものなのです。精神的な葛藤は、いわば友情や愛情に添える香辛料のようなもので、そうした味付けが、人間関係を味気ない退屈なものにならないようにしてくれるのです。

もちろん、このような葛藤は、常に相手に対する愛情と尊敬から発したものでなければなりません。また、頃合を見計らって行うことも大切です。自分の機嫌が悪かったり、腹を立てている時などは論外です。そうではなくて、冷静に落ちついている時、相手を傷つけないように、客観的で公平な批判を行うべきなのです。

友による挑戦は、相手の眠れる能力を呼び醒ますものです。従って友人同士の葛藤は、そのつど相手がより良き自己を発見し、精神的に生まれ変わるのを助ける大事な手立てなのです。挑戦や葛藤が、新しい人間性の誕生を助ける、得難い導き役を務めると言ってもよいでしょう。

私たちの一生とは、常に現時点に比べてより高い、より良い自己の実現を目指す、絶え間ない向上の過程です。誰もが懐いている自己の理想像に近づくには、古い自己からの訣別と、新しい自己の誕生とを、幾度となく体験しなければなりません。

苦悩のうちに古い不完全な自己が死に、新しい自己が生まれる――そのために特別な場所を提供してくれるのが友情であり、そして友人たちが導き役を務めてくれるのです。強い鋼を得るためには灼熱の炉に入れて鍛えなければならないように、真の友情もまた「愛ゆえの闘い」の炎の中で鍛えられねばなりません。

相手に反対して闘うだけの勇気を持ちあわせていない人は、結局、相手を本当に愛しているとは言えないのです。真実の友情は、そうした勇気なしには成立しません。

私と同じ北ドイツ出身の実存哲学者カール・ヤスパースが、「愛ゆえの闘い」という烈しい言葉を造り出したのも頷けます。彼が言いたかったのは、愛情で結ばれた人々は、お互いに闘わなければならない、それは相手を倒すためではなく、相手に、新しい挑戦を与え合い、それによって、さらに高い境地の友情を培うために、ということでした。

表面的な同意と気楽な付き合いに終始していては、真の友情における深い人格的な「我と汝の出会い」を体験することはできません。それを体験するためには、自分に対して厳しくあることも必要ですが、相手に対する厳しさもまた必要なのです。

友の人格が大きく豊かになればなるほど、私たちに向けられる挑戦もまた大きくなりますし、お互いの人格的な出会いも、より実り多いものとなるでしょう。

●すべての「出会い」への感謝

振り返ってみますと、私は日本で生活できたこと、日本文化から学んだこと、多くの日本人と出会えたことに、感謝の気持ちでいっぱいです。

私はよく結婚式のスピーチで、「私たちは考えれば考えるほど、戴いたことが多いことを意識して、感謝しなければならない」と話します。

しかし残念なことに、とくに一人っ子で甘やかされ放題に育てられると、何でも自分が中心で当たり前、受け取ることや戴くことを全て当然と考える学生もいます。

私は奨学金を支給する係りを担当していたことがあり、申し込んだ学生に奨学金を出すかどうかの評価を査定する仕事をしました。

ある時、奨学金をもらう際に、一言の礼も言わない学生がいることに気づいて驚きました。私自身、個人的な「ありがとう」を聞きたいとは思っていません。しかし、こういう学生が結婚したら、奥さんがどれほどおいしいご馳走を作っても、「ありがとう」とも「今日はとくに美味しいね」とも言わないのではないだろうか、と考えて、将来、彼の奥さんになる人は気の毒だなと余計な心配をしたのです。

温かい人間関係を作るには、「ありがとう」の一言で感謝の気持ちを表すことが、とても大切だと思います。

数年前に、高齢者を自宅で介護する人たちのグループのために講演しました。その後で、参加した人たちと一緒に食事をしながら、「一番苦しいことは何ですか」と質問してみました。

おそらく介護が辛いとか、外出する時間がないとか、そういった答えが返ってくるのではないかと想像していたのですが、違いました。

多くの人が、「私は何年間も、主人の母を介護しているのですが、一度もありがとうと言ってくれません。そのことが一番辛いのです」と、涙ながらに語ったのです。その姑たちは、自分の息子の嫁に介護されることを、当然だと思っているのでしょうか。同じ人間同士として、相手の気持ちを推し量って、一言「ありがとう」ということはできないものでしょうか。

ドイツ語でデンケン（denken）は考える、ダンケン（danken）は感謝するです。英語でも、to think（考える）とto thank（感謝する）はよく似ていますね。これは決して偶然ではないと思います。

私たちは自分の意志で、この世に生まれてきたわけではありません。今ここで出会ったあなたも私も、言わば、人為を超える大いなるものの力によって生かされている、と言っても、過言ではないでしょう。

それを考えれば、自分に生命をくださった、人為を超える存在に対する感謝の念が、自然に湧いてきて、周囲の人に対しても、素直にありがとうと口に出せるかも知れません。

ですから、デンケンとダンケン、to thinkとto thankのように、考えると感謝するは、よく似た言葉が使われているのではないかと思います。

「ありがとう」のほんの一言で、相手の心がどんなに慰められ、生きる気力に満たされるか、計り知れないものがあります。

私たちも、身近な小さなことからありがとうという習慣を身につけましょう。私はそれが、この社会に温かい心と心の輪を広げて行く妙薬だと考えています。

終章　新たな門出に向かって

人間の一生は、旅の連続と言えるでしょう。今日の出会いには明日の別れが伴っています。同じように見えても、今日という日は二度と巡ってきません。この春、上智大学を退官した私には、これから「第三の人生」が始まります。皆さん同様、残された時間の一瞬一瞬をまさに「カイロス」として生きていくべきなのだと、自分に言い聞かせています。

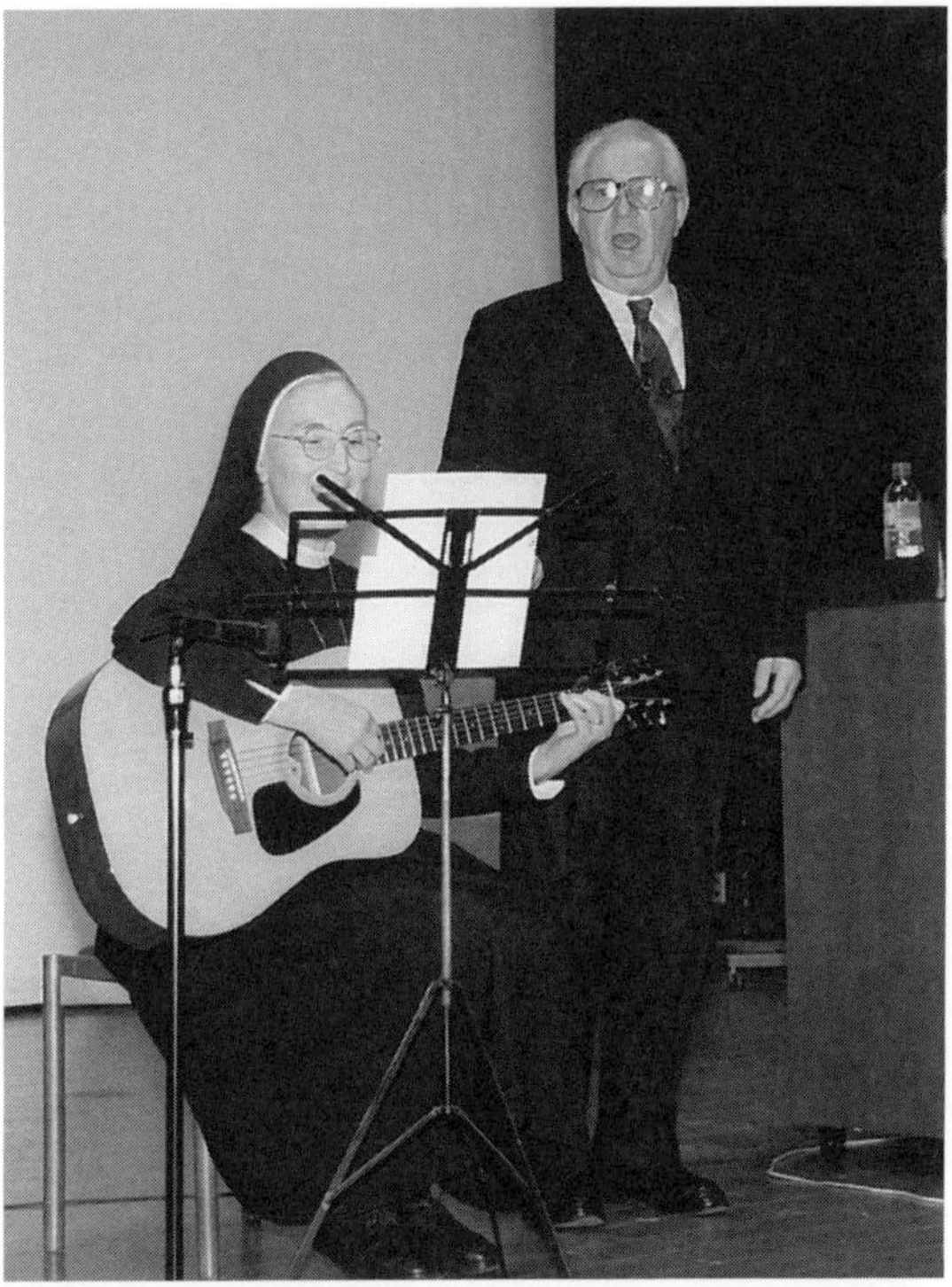

最終講義で、妹のシスター・アグネーゼと歌をうたう私
(12頁の写真と比べてみてください)

●「死への準備教育」の普及を目指して三十年

私が、日本で「死への準備教育」の必要性を説き始めてから、実に四半世紀以上の歳月が流れました。その間には、本当に様々なことがありました。

嬉しかったことと言えば、九一年に「日本に初めて『死生学』という概念を定着させた」という理由で菊池寛賞を受賞したことや、九八年に「『死への準備教育』普及の功績」で、母国ドイツから功労十字勲章を授与されたことが挙げられます。もちろん、これらの栄誉は、私個人の力ではなく、私を支えて、共に歩んでくださった多くの方々のおかげです。

私は、七〇年代初めのアメリカで、大学院生時代に全米死生学学会のメンバーになりました。それ以来ずっと、「死生学」の実践段階としての「死への準備教育」のあり方を研究しています。

「死への準備教育」は、そのまま「より良く生きるための教育《ライフ・エデュケーション》」です。

死について考えれば考えるほど、自分の生きている時間は限られていると認識できます。時間の尊さを意識すれば、それは「今という時間を大切に、精一杯生きること」を考える「命の教育」になるのです。

次に私の転機になったのは、一九八六年にメヂカルフレンド社から『死への準備教育（全三巻)』の編者を頼まれた時でした。

内容は、本書の第三章で述べたことの原案のようなものでした。人間らしく死とより良く向き合うためには、どうしても心の準備が必要です。それで「死への準備教育」というタイトルを選びました。

私が来日した当時、日本ではまだ「死」はタブーでした。繰り返しになりますが、一九七五年、上智大学で「死の哲学」を教えたいというアイデアを出した時にも、いろいろな教授から、「そんな授業に、学生が集まるわけがない。やめた方がいい。もう少し、日本のことを勉強した方がいい」と言われました。ライフワークとして「死の哲学」の講義に取り組もうとしても、アメリカのような励ましもなく、私は批判にさらされながら孤独な道を歩みました。

また、その頃の日本の病院のほとんどが、患者にガン告知をしませんでした。

私は、それは患者にとって大変不幸なことだと思ったのです。もう治る見込みがないという事実を知らされず、ただ虚しい希望にすがって退院の日を待つのは残酷なことでしょう。

人間らしく死を迎えるためには、苦しくとも真実を知ることが望ましいと思ったのです。その方が、残された時間を、その人らしく創造的に過ごすことができるのではないでしょうか。

そういう意味で、私は「死への準備教育」の大きなテーマとして、「ガン告知」と「末期患者とのよりよいコミュニケーション」を強調しました。医師は真実を土台として、患者とのコミュニケーションを、もっともっと大切にすべきなのです。

私は、十数年前から、厚生省（現厚生労働省）の「末期医療に関するケアのあり方の検討会」の委員や、「東京都ターミナル・ケア検討委員会」の委員などとして働きました。

その頃、ある専門家から「大学病院でも、十分な疼痛緩和が行われているのは四十八パーセントに過ぎません」と聞きました。症状に合わせてモルヒネでかなり疼痛緩和ができるのに、医師が関心を持っていない、知識がない、したがって採用しないという悪循環のようでしたが、これでは患者が気の毒過ぎます。よりよい疼痛緩和は、ホスピス運動の大きな課題でもあります。

日本のホスピス運動を、もっと発展させるためにも、「死への準備教育」は大切な土台です。教育が不十分だと、患者はホスピスの持つ真の意味が理解できません。いくら立派なホスピスの施設を作っても、ケア・チームのポリシーが確立していなければ、温かいケアは望めないのです。

ホスピスでは、全人的なケアを目指します。肉体的な面での延命だけではなく、心理的、社会的、文化的な面を合わせた総体的延命が、大切なテーマになります。

八六年以降、看護大学や病院、たくさんの市民グループの間に、「死への準備教育」への関心が高まりました。その結果、私のもとに講演依頼が殺到し始めたのです。

第一に、看護師が関心を示しました。

次は、一般市民です。病院で身近な人の死を体験した遺族から、死別と悲嘆への関心が高まったのだと思います。

三番目が、医師です。マスメディアが、世界のホスピス運動に関心を示した結果、日本の病院の現状に対する不安や疑問が出てきたのでしょう。

四番目は、教育者でした。特に中・高校の先生方の間に、「生と死の教育」に対する熱心な要望が広がっています。

九三年に、私がNHKの「人間大学」で、『死とどう向き合うか』という十二回の講座を担当したことも、「死への準備教育」の普及に役立ちました。

講座への反響も続き、内容は次々と本やビデオとなり、先日はCDも出ました。「死への準備教育」に対する人々の関心を高めるのに、テレビの影響力は大変大きかったと思います。

●「東京・生と死を考える会」の活動

一九八二年の秋、私は日本最初の「生と死を考えるセミナー」を上智大学の講堂で開きました。この時は、毎週講師を変えて、月曜日の夜一回ずつ、五回連続の講演会でした。

果たしてどれだけの人が集まるかという私の不安を覆して、毎回、八百席の講堂がほぼ満員の盛況でした。このセミナーを契機として、自主的に生と死を考えようというグループが、各地に誕生しました。

私の趣旨に賛同する、こうした人たちの集まりは、この二十年余りの間に、北は北海道から、南は沖縄まで全国四十七地区に広がりました。総会員数は五千名を越えています。九四年からは「生と死を考える会・全国協議会」が結成され、推されて私が初代会長になりました。二〇〇三年三月から、私は名誉会長となり、「兵庫・生と死を考える会」会長の高木慶子英知大学教授を会長として、地域に根ざした「生と死を考える」活動を展開しています。

＊「生と死を考える会・全国協議会」電話・ファックス　〇七八―八〇五―五三〇六
「兵庫・生と死を考える会」神戸事務所内　開設時間　火・水・金　十時―十六時

東京では九九年から、私を会長とするボランティア団体「東京・生と死を考える会」が、発足しました。この会の目標は次の三つです。

① 「死への準備教育」の普及・促進をめざします。
② 終末期医療の改善と充実、ホスピス運動の発展に尽くします。
③ 死別体験者のわかちあいの場を作り、その立ち直りに向けて、ともに歩みます。

この私のポリシーは、八二年に「生と死を考えるセミナー」を始めた当初から、全く変わっていません。この会は、死を考えることで、今日をよりよく生きようとする人たちの集まりです。会長の私以下、全員がボランティアで、年一回のセミナーや毎月の定例会、「死への準備教育」研究会などを行っています。

特筆しておきたいのは、「東京・生と死を考える会」には、それぞれ亡くなられた方の対象別に三つのわかちあいの会があることです。

■　こすもすの会　伴侶や身近な方を亡くされた方のグループ

■　すみれの会　子供を亡くされた方のグループ

■　わすれなぐさの会　自死により、身近な方を亡くされた方のグループ

私は、自殺という言葉は、できるだけ使わず、自死と言うようにしています。この頃は、自死によって愛する家族を亡くされるケースが増えています。自死による遺族と、病気で家族を亡くされた方が同席しても、お互いに話がしづらい場合が出てきます。それで、私たちの会では、三つのグループに分けました。

それぞれ毎月一回、上智大学内に集まって、お互いの体験を語り合います。

＊「東京・生と死を考える会」事務局　電話　〇三―三三五七―五七八〇　ファックス

〇三―三三五七―五七九三　事務局開設時間　月・火・木　十時―十六時

ドイツには「共に喜ぶのは二倍の喜び、共に苦しむのは半分の苦しみ」という有名な諺があります。どんな状況下であっても、死別は辛い体験ですが、同じ体験者同士で話しあえる場があれば、半分とはならなくても、少しは楽になるかも知れません。

話すという行為は、自分の気持ちを整理し、客観的に自分を見つめ直す足がかりにできることが多いようです。また、苦しいのは自分だけではないことに気づいて、次の一歩を踏み出すきっかけを摑んだという話もよく聞きます。

私は、いつも全ての人が、その人らしく命の終わりを全うできるように、また、それが当然と考えられる社会を創りだしたいと、願っています。そのために少しでも何かの役に立てたら、こんな嬉しいことはありません。

これからも同じ想いの方々としっかり手を結んで、この活動を次の世代につないで行きましょう。

●アブラハムの旅立ちのように

日本の三月は別れの季節です。私たちは子供の頃から、卒業、進学、移転など、さまざまな別れを経験します。ちょうど生と死が表裏一体であるように、出会いの喜びには、別れの悲しみが影のように寄り添っています。

人間の一生は、旅の連続と言えるでしょう。今日の出会いには明日の別れが伴っています。同じように見えても、今日という日は二度と巡ってきません。まさに一瞬一瞬を「カイロス」として生きていくべきなのだと、この頃つくづく感じます。

二〇〇三年の春は、私にとっても大きな別れの季節でした。

一月末の最終講義をもって、三十数年にわたる上智大学教授としての生活にピリオドを打つことになったのです。

今までは、学生たちの新しい門出を祝う気持ちで、毎年の卒業式を迎えていましたが、今年は私自身が新たなステップとして、第三の人生へ踏み出す機会を得たわけです。

もともと、英語の「コメンスメント」(卒業)には、学業の終わりというよりも、開始という意味合いの方が強いのです。ですから、本来の卒業式は、次の新しいステップの始まりを祝う儀式ととらえた方がふさわしいと思います。

私にとって、『旧約聖書』創世記十二章一節からの「アブラムの召命と移住」は、いつ読んでも、心が踊ります。

「あなたは生れ故郷　父の家を離れて　わたしが示す地に行きなさい」という神の呼びかけに、

素直に従って、アブラムは旅立ちます。

彼は、当時の遊牧民の主な財産である広大な土地を捨て、馴れ親しんだハランの故郷を離れました。アブラム（後に神との契約によってアブラハム《人々の父》と呼ばれます）が旅立ったのは、なんと七十五歳の時でした。

人間は老いを迎えると、とかく安定を第一に考え、財産や生活の保障ばかりに目を向ける傾向があります。もちろん、これも悪いことではありません。

しかし、同時に私たちは歳を取ってからも、未来への自由な展望を心がける開かれた心を持たなければなりません。アブラハムは、豊かな第三の人生を送るためには、いつでも新しく旅立てる生き方が大切だということを示したのです。

私の日本での四十数年間は、日々慌ただしく、目の前の事象を追い掛けることに精一杯でした。もちろんそれは、それなりの実りを、私自身と社会とにもたらしてくれましたが、ここでゆっくりと自分を見つめ直す「時《カイロス》」が、いただけることに、深く感謝しています。

この七十歳からの旅立ちに向けて、私は今、アブラハムのように期待と希望に胸を膨らませています。

いつかまた、どこかでお目にかかりましょう。

この本に登場する著者のうち入手しやすい文献など

ノヴァーリス

・『青い花』（小牧健夫訳　岩波文庫）

・『夜の讃歌』『キリスト教世界またはヨーロッパ』（ともに生野幸吉訳　筑摩書房　世界文学大系）

マックス・シェーラー

・『人間性の価値を求めて――マックス・シェーラーの倫理思想』（A・デーケン著　阿内正弘訳　春秋社）

・『マックス・シェーラーの人間学』（金子晴勇著　創文社）

ガブリエル・マルセル

・『マルセル著作集4　旅する人間』（山崎庸一郎他訳　春秋社）

・『マルセル著作集8　人間の尊厳』（三雲夏生他訳　春秋社）

・『マルセル著作集別巻　技術時代における聖なるもの』（松浪信三郎他訳　春秋社）

キューブラー＝ロス

・『死ぬ瞬間――死とその過程について』（鈴木晶訳　読売新聞社）

・『続死ぬ瞬間――死、それは成長の最終段階』（鈴木晶訳　読売新聞社）

・『人生は廻る輪のように』（上野圭一訳　角川文庫）

アルフォンス・デーケン

・『ユーモアは老いと死の妙薬――死生学のすすめ』（講談社）

・『生と死の教育』（岩波書店）

・『旅立ちの朝に――愛と死を語る往復書簡』（新潮文庫）　＊曽野綾子氏と共著

・『第三の人生』（改訂新版　松本たま訳　南窓社）

・『〈叢書〉死への準備教育』（全三巻）（共編著　メヂカルフレンド社）

・『光のダイアローグ』（三五館）

・『死とどう向き合うか』（NHKライブラリー・NHK出版）

・［ビデオ］『死とどう向き合うか』（NHKソフトウェア）

・［CD］『死とどう向き合うか』（㈱エニー）

終わりに

この本を、出版する機会を作ってくださった新潮社の矢代新一郎氏（彼は上智大学の出身で、在学当時、私が長く顧問を務めていた管弦楽団の部長でした）と、執筆を助けてくださったライターの須藤靖貴氏、私の長年のアシスタントの小山美榮さんに心からお礼を申し上げます。

よく生《い》き よく笑《わら》い よき死《し》と出《で》会《あ》う

2003年 9 月20日発行
2023年 6 月25日20刷
【著　者】 アルフォンス・デーケン
【発行者】 佐藤隆信
【発行所】 株式会社新潮社
郵便番号162-8711　東京都新宿区矢来町71
電話　編集部(03)3266-5611　読者係(03)3266-5111
https://www.shinchosha.co.jp
【印刷所】 株式会社光邦
【製本所】 大口製本印刷株式会社

ISBN978-4-10-462501-7　C0095